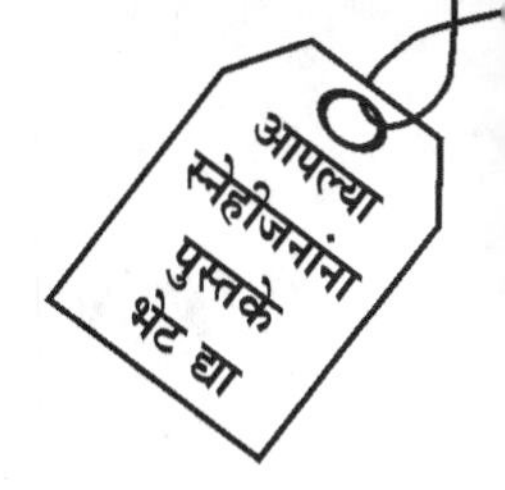

सौंदर्य आणि तारुण्य टिकविण्यासाठी

योगसाधना

लेखक
बिजयालक्ष्मी होता

अनुवाद
प्रशांत तळणीकर

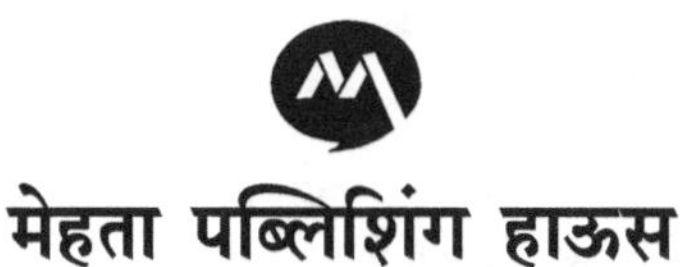

मेहता पब्लिशिंग हाऊस

◆ *या पुस्तकातील लेखकाची मते, घटना, वर्णने ही त्या लेखकाची असून त्याच्याशी प्रकाशक सहमत असतीलच असे नाही.*

YOGA AND MEDITATION FOR ALL AGES by BIJOYLAXMI HOTA

Copyright © BIJOYLAXMI HOTA

First Published by Rupa Publications India Pvt. Ltd.,

Translated into Marathi Language by Prashant Talnikar

सौंदर्य आणि तारुण्य टिकविण्यासाठी योगसाधना / आरोग्यविषयक

अनुवाद   : प्रशांत तळणीकर

२३, मोहिते टाऊनशीप, ए, सेक्टर नं. १५/१/१,

हिंगणे खुर्द, सिंहगड रोड, पुणे – ४११०५१.

मराठी अनुवादाचे व प्रकाशनाचे हक्क मेहता पब्लिशिंग हाऊस, पुणे.

प्रकाशक   : सुनील अनिल मेहता, मेहता पब्लिशिंग हाऊस,

१९४१, सदाशिव पेठ, माडीवाले कॉलनी, पुणे – ४११०३०.

मुखपृष्ठ   : मेहता पब्लिशिंग हाऊस

प्रकाशनकाल : सप्टेंबर, २००७ / जुलै, २००९ / नोव्हेंबर, २०१४ /

पुनर्मुद्रण : एप्रिल, २०१८

P Book ISBN 9788177668377

E Book ISBN 9789387789807

E Books available on : play.google.com/store/books

www.amazon.in

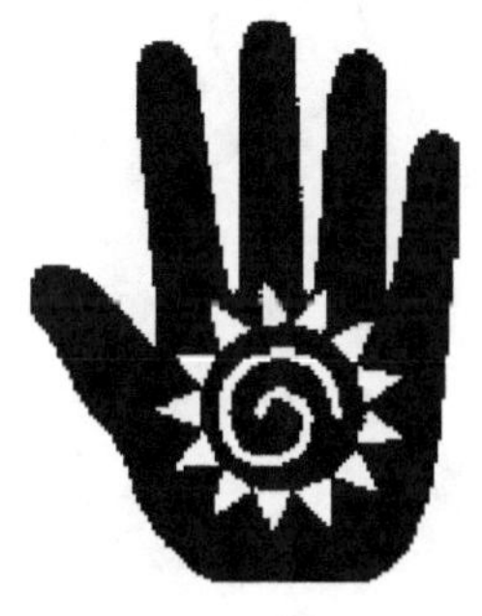

माझे गुरू आणि मार्गदर्शक
परमहंस स्वामी सत्यानंद सरस्वती
यांच्या आशीर्वादाने

परिचय

माझे गुरू परमहंस स्वामी श्री सत्यानंद सरस्वती यांना मी पहिल्यांदा प्रत्यक्ष पाहिलं, तो प्रसंग मला चांगला आठवतो. आमच्या गावात त्यांचं आध्यात्मिक प्रवचन होतं. त्यांच्या बाबतीत मला प्रथम काय जाणवलं असेल, तर त्यांचं अदभुत रूप. वयाच्या साठाव्या वर्षी सुद्धा त्यांचं शरीर किती पीळदार आणि सुडौल होतं! त्यांची कांती अक्षरश: चमकत होती. ती अशी काही मऊ दिसत होती, की जणू लहान बाळाची असावी. त्यांचं ते रूप इतकं छाप पाडणारं आणि देखणं होतं, की माझ्या दहा वर्षांच्या छोट्या मुलीचं त्यांच्यावर जणू मनच बसलं. प्रवचन संपल्यानंतर घरी जायलासुद्धा ती तयार होईना! तिला जन्मभर त्यांच्याच सान्निध्यात रहायचं होतं.

आपलं बाह्य रूप हे आपल्या अंतरंगातील अनेकविध गोष्टींचं निव्वळ एक प्रतिबिंब असतं, मात्र हे निखळ सत्य मानवप्राण्याला पूर्णपणे कधीच पटलं नाही. सुंदर दिसण्याच्या आणि चिरतरुण राहण्याच्या दिवास्वप्नामागे तो युगानुयुगं धावतोच आहे. आपली ही इच्छा पूर्ण करण्यासाठी त्यानं हरतऱ्हेचे प्रयत्न केले. क्लिओपात्रा दुधानं आणि नूरजहान गुलाबपाण्यानं न्हात होत्या, तर आजची पिढी कुठे विविध विषारी द्रव्यं (न्युरोटॉक्सिन्स) शरीरात टोचून घेते आहे, कुठे त्वचेचे तुकडे कापून घेऊन लावते आहे (प्लॅस्टिक सर्जरी) आणि कुठे किलो किलो चरबी काढून टाकण्याचे (लिपोसक्शन) उद्योग करते आहे. मांसल, चरबीयुक्त पेशी जगभर एक चिंतेचा आणि ताणाचा विषय होऊन बसल्या आहेत. शरीराच्या फक्त बाह्य बाजूवर लक्ष केंद्रित करण्याच्या अनेकविध लोशन्स आणि औषधी द्रव्ययुक्त सौंदर्यप्रसाधनांवर हजारो लोक कोट्यवधी रुपये खर्च करत असतात. असुंदरता माणसाच्या अनेक स्तरीय व्यक्तिमत्त्वाच्या कुठल्याही स्तरावर असू शकते. डोळ्यांभोवतीची काळी वर्तुळं बद्धकोष्ठतेमुळेही असू शकतात किंवा झोपेच्या अभावामुळे. केस गळण्याचं कारण ताण असेल किंवा संप्रेरकांमधला असमतोल. अतिखाणं आणि पर्यायानं वजन वाढणं, याच्या मुळाशी एखादी भावनिक समस्या असू शकेल आणि अंगावर पुरळ उठण्याचं मूळ एखाद्या मानसिक समस्येत असू शकतं. अशा परिस्थितीमध्ये बाह्य उपचार तात्पुरता आराम देऊ शकतील, पण कायमस्वरूपी समाधान नाही. कुठल्याही समस्येचं मूळ कारण दूर केल्याशिवाय ती समस्या नैसर्गिकरित्या नाहीशी होणार नाही आणि आपल्या व्यक्तिमत्त्वाच्या प्रत्येक स्तरावर परिणामकारकरित्या

कार्य करू शकणाऱ्या पद्धतींपैकी एक म्हणजे योगसाधना.

वानगीदाखल सांगायचं तर एकदा एक अत्यंत लठ्ठ लहान मुलगी, 'काही केल्या औंसभरही वजन कमी होत नाही' अशी तक्रार घेऊन उपचाराकरता माझ्याकडे आली होती. अतिशय कमी उष्मांक (कॅलरीज) असलेलं अन्न खाऊनसुद्धा काहीही फरक पडत नाही अशी तिची समस्या होती. मी तिला शिथिलीकरणाचं एक तंत्र शिकवलं आणि गुरुशंखप्रक्षालन ही शुद्धीकरण क्रिया तिला करायला लावली. त्यानंतर पंधरा दिवसांत तिचं वजन बारा किलोंनी कमी झालं आणि आजतागायत ते पुन्हा वाढलेलं नाही.

दुसरं उदाहरण एका झेकोस्लोव्हाकियन स्त्रीचं आहे. वाढलेलं वजन हीच तिचीसुद्धा समस्या होती, पण तिच्या बाबतीत कारण मात्र वेगळं होतं. ती दिवसभर चरत असायची. तिनं आपली खाण्याची इच्छा दाबण्याचा कितीही प्रयत्न केला तरी ती अनावर व्हायची. योगिक शिथिलीकरणामध्ये असताना, अवेळी न खाण्याचा निश्चय करण्यास मी तिला सांगितलं. १०-१५ दिवसांनंतर, वर्गातल्या आपल्या मैत्रिणीला वजन कमी करण्यासाठी हीच पद्धत वापरण्याचा सल्ला ती देत असलेलं मी ऐकलं. योगिक शिथिलीकरणामध्ये असताना केलेल्या निश्चयामुळे ती तिच्या समस्येवर मात करू शकल्याचं ती अभिमानानं सांगत होती. याच प्रसंगाची दुसरी बाजूही मी तुम्हाला सांगते. मनातल्या मनात निश्चय करताना फक्त सकारात्मक शब्दच वापरण्यास मी तिला बजावून सांगितलं असतानाही तिनं नकारात्मक वाक्यरचना केली होती. 'मी जास्त खाणार नाही.' परिणाम? जेव्हा केव्हा तिच्या मनात खाण्याविषयी विचार यायचा, तेव्हा तिचं पोट दुखायचं! सुदैवानं तेही माझ्या कानावर पडलं आणि मी तिला त्यावरचा उपाय सांगितला.

तिसरी अशी गोष्ट मला आठवते, ती एका वयात येणाऱ्या मुलीची. तिच्या सर्वांगावरच केस उगवायला लागले होते. मी तिच्या ग्रंथीच्या आरोग्यावर लक्ष केंद्रित केलं आणि तिला काही सुयोग्य आसनं, प्राणायाम आणि ध्यानधारणा शिकवली. ध्यानधारणेनंतर स्वतःच्या शरीराशी संवाद साधायलाही मी तिला शिकवलं (या क्रियेचं सविस्तर वर्णन या पुस्तकाच्या शेवटच्या प्रकरणात दिलेलं आहे). त्यानंतर काही वर्षांनी मी तिला बघितलं, तेव्हा या सगळ्याचा अपेक्षित परिणाम झाल्याचं स्पष्टच दिसत होतं.

पण योगसाधना खरं तर शरीराला सुंदर करण्यासाठी निर्माण केली गेलीच नव्हती. अभ्यासकानं त्याच्या वा तिच्या आध्यात्मिक मार्गावर सहज प्रगती करत राहण्याच्या दृष्टीनं त्यांचं आरोग्य उत्तम रहावं आणि ते टिकून रहावं एवढाच योगसाधनेचा उद्देश आहे. योगसाधना ग्रंथींचं कार्य सुरळीत करते, रक्त शुद्ध करते,

शरीर सडपातळ करते, एकंदर शरीरव्यवस्था नीटनेटकी करते, शरीरातील प्राण किंवा ऊर्जा वाढवते, मन स्थिर करते, मानसिकता शुद्ध करते आणि नकारात्मकतेला दूर पळवून लावते. परिणामी आपल्याला लवचिक शरीर, उत्तम आरोग्य आणि एक चांगली व्यक्ती असं वलय, या गोष्टी प्राप्त होतात.

उत्तम शारीरिक आणि मानसिक आरोग्य, अनारोग्यामुळे होणारा ऱ्हास थांबवतं. त्याचबरोबर, काही विशिष्ट योगक्रिया, पेशींच्या पुनरुज्जीवनाला चालना देतात. अशा प्रकारे शरीराची वृद्धत्वाकडची वाटचाल लक्षणीयरित्या मंदावते.

आपल्या शरीरातील पेशींचं आरोग्य टिकवून ठेवण्याचं कार्य योगसाधना इतक्या उच्च कोटीच्या परिणामकारकपणे करते, की तिचा प्रभाव व्यक्तीच्या शारीरिक मृत्यूनंतरही कायम राहतो, हे योगी परमहंस श्री योगानंद यांच्या उदाहरणावरून दिसून येतं. योगी योगानंदांनी ७ मार्च, १९५२ या दिवशी अमेरिकेतील लॉस एन्जलिस इथे महासमाधी घेतली. त्यानंतर एका स्थानिक शवागारात त्यांचं पार्थिव शरीर निरीक्षणासाठी ठेवलं गेलं. आश्चर्याची गोष्ट म्हणजे, त्यांचं शरीर अजिबात कुजलं वा खराब झालं नाही. समाधीनंतर अगदी वीस दिवसांनंतरसुद्धा ते पार्थिव तितकंच टवटवीत आणि दुर्गंधीविहीन होतं. पाहणारे यामुळे अगदी थक्क होऊन गेले. अखेर त्याच स्थितीत, वीस दिवसांनंतर त्यांची शवपेटी कायमची बंद करण्यात आली.

परमहंस योगानंदांसारखं अचाट सामर्थ्य मिळवणं सामान्य माणसाला कदाचित जमणार नाही, पण योगसाधना, सुयोग्य आहार आणि काही आरोग्यविषयक नियमांचं पालन, यांच्या साहाय्यानं साधकाला त्याचं आरोग्य, तारुण्य आणि सौंदर्य दीर्घकाळ टिकवून ठेवण्यामध्ये बऱ्यापैकी यश मिळू शकतं. बहुतांश योगाभ्यासकांमध्ये या विधानाची सत्यता दिसून येईल.

योग हे एक प्रचंड मोठं आणि अनेकविध तंत्रांनी युक्त असं शास्त्र आहे. ही विविध तंत्रं गोंधळून टाकणारी तर आहेतच, पण त्यांच्यातल्या वैविध्यामुळे ती सर्वच आणि तेही रोजच्यारोज करणं शक्यही नाही. 'तारुण्य आणि सौंदर्य टिकवून ठेवण्यासाठी योगसाधना' हे पुस्तक तुम्हाला तुमच्या समस्या ओळखायला मदत करील आणि त्या दृष्टीनं योग्य ती तंत्रं निवडण्यामध्येही तुम्हाला साह्यभूत ठरेल. या पुस्तकात काही प्राचीन भारतीय पारंपरिक आचारपद्धती आणि रूढीदेखील समाविष्ट केलेल्या आहेत. त्यासुद्धा चांगलं आरोग्य आणि सौंदर्य प्राप्त करण्यामध्ये हातभार लावू शकतील. तुमचा स्वत:चा असा एक योगकार्यक्रम तयार करा आणि नेटानं त्याची अंमलबजावणी करा. परिणाम तुम्ही स्वत:च पहाल!

◆

अनुक्रमणिका

वजन कमी करण्यासाठीचे व्यायामप्रकार

विकसित देशांमध्ये एक मोठी समस्या म्हणजे स्थूलता. अति उष्मांकयुक्त (चमचमीत) आहार आणि जोडीला व्यायामाचा अभाव, यांचा एकत्रित परिणाम म्हणजे स्थूलता. लठ्ठ आई-वडील त्यांच्या संततीला जी जनुकं देतात, त्यामुळे ती मुलंही लठ्ठच होतात. अति प्रमाणात चरबीच्या पेशी शरीरात उपस्थित असलेल्या या मुलांना नंतर वजन कमी करणं क्वचितच जमतं आणि परिणामी त्यांना त्यांच्या आयुष्यांत अनेक प्रकारच्या समस्यांना तोंड द्यावं लागतं.

स्थूलतेमुळे ज्या अनेक समस्या निर्माण होतात, त्यांपैकी पहिली म्हणजे शरीरव्यवस्थेतील प्रत्येक ग्रंथीला तिच्या मूळ योजनेपेक्षा कितीतरी जास्त कार्य करावं लागतं व त्यामुळे त्यांच्यावर अतिरिक्त ताण पडतो. ग्रंथी आणि अवयवांना जास्त काम करावं लागल्यामुळे हृदयालासुद्धा जास्त काम करून त्यांना जास्त रक्त पुरवावं लागतं. त्याचबरोबर, जास्तीच्या चरबीयुक्त पेशी आणि मांसपेशींनाही रक्त लागतंच आणि तेही हृदयाला पुरवावं लागतं. एवढं काम करायला लागल्यामुळे हृदय थकून जाऊन त्याची परिणती मृत्यूमध्येसुद्धा होऊ शकते.

दुसरी गोष्ट, स्थूल व्यक्तींमध्ये मानसिक विकार बळावू शकतात. त्यांच्या शरीराची ठेवण बेढब आणि अनाकर्षक असल्यामुळे त्या आहेत त्यापेक्षा वयस्कर दिसतात. बेडौल, अनाकर्षक आणि वयस्कर दिसण्यामुळे अशा व्यक्तींची स्व-प्रतिमा खालावते आणि त्यामुळे त्यांच्या वर्तणुकीत

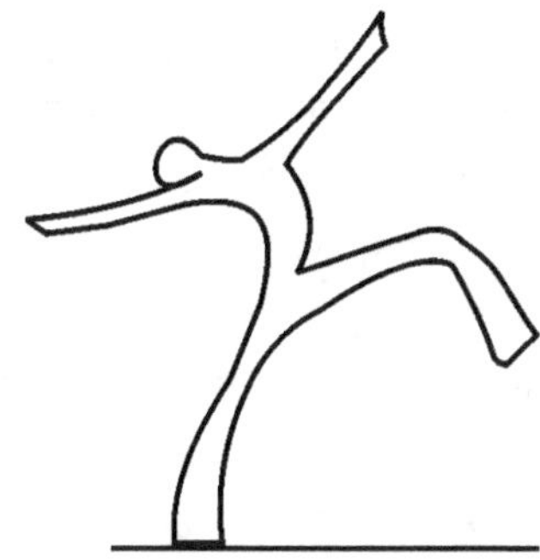

इतर काही समस्याही निर्माण होऊ शकतात. असे लोक इतरांशी फटकून वागू शकतात वा स्वत:च्या दिसण्याबद्दल आणि आरोग्याबद्दल उदासीन होऊन निराशेच्या गर्तेत फेकले जाऊ शकतात.

याच्या विरुद्ध सडसडीत आणि प्रमाणबद्ध शरीर ही एक मोठीच जमेची बाजू असते. त्यामुळे उत्तम आरोग्याला चालना मिळतेच, पण असं शरीर दिसायलाही चांगलं दिसतं आणि पर्यायानं अशा व्यक्तींचं मनोधैर्यही उंचावतं. पारंपरिक अर्थानं सौंदर्याचे सगळे पैलू नसले, तरी असं शरीर धारण करणाऱ्या व्यक्तीबद्दल पाहणाऱ्यांच्या नजरेत कौतुकच उमटतं. या सगळ्याचा परिणाम म्हणजे त्या व्यक्तीला अधिक आत्मविश्वास मिळतो आणि ती आयुष्य समाधानानं आणि आनंदानं जगू शकते.

कमी उष्मांक असलेला आहार, हे स्थूलतेविरुद्धच्या लढ्यातलं पहिलं पाऊल होय. वजन कमी करण्यासाठी जगभर ज्या 'आधुनिक' आहार प्रकारांचा प्रचार केला जातो, त्यामध्ये आहारातील काही विशिष्ट घटकांवर भर दिला जातो, तर काही अजिबातच वर्ज्य केले जातात, पण यामुळे उलट गंभीर, आरोग्यविषयक समस्या उत्पन्न होऊ शकतात. काही जण आहारातून कर्बोदकांना हद्दपार करून फक्त प्रथिनांवरच लक्ष द्यायला सांगतात. आता सर्वच प्रथिनं अंतिमत: युरिक ॲसिड निर्माण करत असल्यामुळे अशा भरपूर प्रथिनंयुक्त आहारामुळे शरीरातील युरिक ॲसिडचा साठा वाढतो. युरिक ॲसिडचा हा अतिरिक्त साठा मूत्रपिंडांवर ताण आणणारा आणि परिणामत: त्यांना निकामी करणारा ठरतो. त्यामुळे आर्थ्रायटिस किंवा सांधेदुखी आणि गाऊट (Gout) सारखे संधिरोग यांना आमंत्रण मिळतं.

कर्बोदकं अजिबातच न खाण्याचेही वेगळेच दुष्परिणाम असतात. शरीरातील पेशींना ऊर्जा मिळण्याचा मुख्य स्रोत म्हणजे कर्बोदकं. त्यामुळे आहारातून कर्बोदकं पूर्णपणे वगळल्यास मेंदूसहित सर्वच शरीरपेशींची उपासमार होते आणि ही गोष्ट निश्चितच अवांछनीय आहे. तसंच आहारातून स्निग्ध पदार्थ वगळणंसुद्धा हानिकारक आहे. त्यामुळे फक्त चरबीतच विरघळणाऱ्या जीवनसत्त्वांचं शरीरात शोषलं जाणं थांबतं. शरीरातील विविध संप्रेरकं (Hormones) ही चरबीपासूनच उत्पन्न होतात. शरीरात स्निग्ध पदार्थ किंवा चरबी अजिबातच नसेल, तर या संप्रेरकांचं प्रमाणही असंतुलित होतं, आणि त्यांच्या अपुऱ्या स्रावामुळे अनेक विकार उत्पन्न होतात, म्हणूनच उत्तम आरोग्यासाठी आहार संतुलित असणं अतिशय आवश्यक आहे.

म्हणून तुमचा स्वत:चा असा एक आहार-तक्ता तयार करा. चाळलेलं पीठ, पॉलिश केलेली साखर, तळलेले पदार्थ आणि अति प्रमाणात स्निग्ध पदार्थ या गोष्टींना तुमच्या तक्त्यामध्ये स्थान देऊ नका.

शरीर आकारात आणण्यासाठी पुरेसा व्यायाम हा तितकाच महत्त्वाचा आहे. सर्वसाधारण व्यायामाचा अतिरेक केला तर त्यामुळे उलट नुकसान होऊ शकतं,

पण योगाधिष्ठित व्यायामामुळे असं होण्याची शक्यता नसते. खरंतर योगासनांमुळे शरीराचा आकार कमी होण्याबरोबरच ते अधिक जोमदारही होतं, त्यामुळे योगाभ्यास करणं केव्हाही शहाणपणाचं आणि सुरक्षित आहे. आज गेली कित्येक शतकं योगशास्त्र टिकून आहे ते उगाच नाही!

खाली दिलेली योगासनं चल प्रकारची (Dynamic) आहेत आणि ती शरीराच्या सर्वच अवयवांवर सारखीच परिणामकारक ठरणारी आहेत.

सूर्यनमस्कार

योगशास्त्रातील व्यायामप्रकारांमधला एक अत्यंत परिणामकारक व्यायामप्रकार म्हणजे सूर्यनमस्कार. सूर्यनमस्कारात कमीतकमी वेळामध्ये शरीर जास्तीतजास्त ताणलं जातं, त्याला उत्तम मालिश होते आणि त्याला सुयोग्य आकार प्राप्त होतो. सर्वसाधारणपणे २० ते ५० सूर्यनमस्कार घातले जात असले तरी १०८ सूर्यनमस्कार घालणंसुद्धा शक्य आहे. इतर कुठलंही आसन इतक्या संख्येनं करता येत नाही. सूर्यनमस्काराबद्दल एक सर्वोत्तम गोष्ट म्हणजे त्यामुळे तुम्हाला थकवा येत नाही. जितके सूर्यनमस्कार तुम्ही घालाल, तेवढा तुम्हाला अधिक उत्साह वाटेल.

शास्त्रीय नृत्य शिकणारी एक मुलगी लवकर थकून जात असे. तिची नैसर्गिक शारीरिक ऊर्जा दैनंदिन नृत्याभ्यासासाठी सुद्धा तिला पुरी पडत नसे. रोज रियाझ झाल्यावर गलितगात्र होऊन ती बिछान्यात अक्षरश: कोसळत असे. मी जेव्हा तिला रोज सूर्यनमस्कार घालायला सांगितले तेव्हा ती अविश्वासानं माझ्याकडे पहातच राहिली. हा जास्तीचा शारीरिक त्रास घेण्याची कल्पनासुद्धा तिला अशक्य वाटली, पण माझ्यावर तिचा विश्वास असल्यामुळे, सूर्यनमस्काराचं फक्त एक आवर्तन करण्यास ती राजी झाली. आता ती रोज दहा सूर्यनमस्कार घालते, दोन तास कंबर मोडेपर्यंत नाचते आणि तरीही उत्साहानं सळसळत असते.

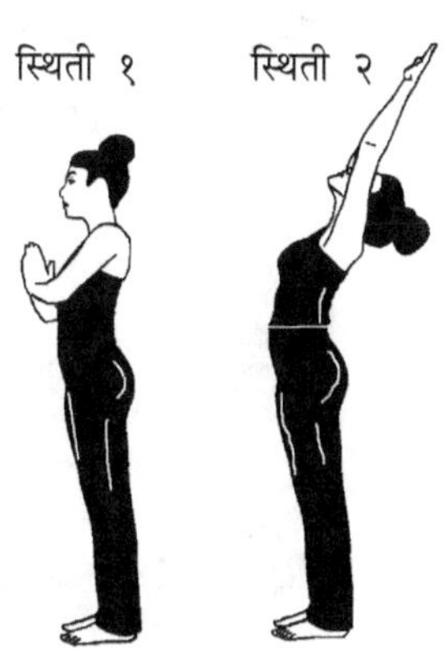

कृती : (सोबतची चित्रं पहा.)

- **स्थिती १ :** दोन्ही पाय जवळ घेऊन सरळ उभे रहा आणि हात जोडून छातीसमोर धरा.

- **स्थिती २ :** श्वास आत घेत दोन्ही हात वर करा, शरीर पूर्णपणे ताणा आणि पाठीमागे वाका.

- **स्थिती ३ :** आता श्वास सोडा आणि त्याचबरोबर पुढे वाकून दोन्ही हात

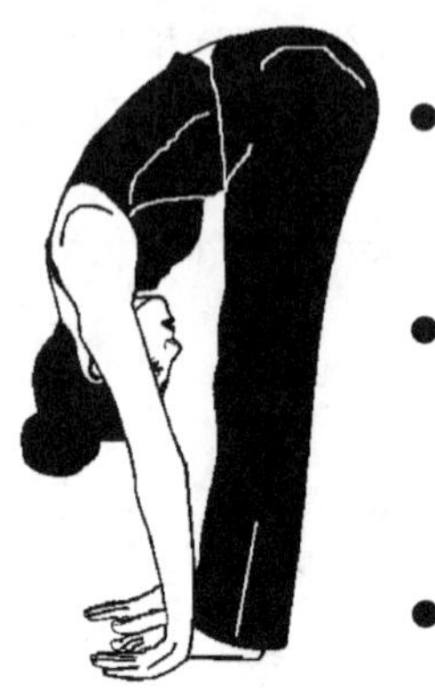

जमिनीवर टेकवा. वाकताना सुरुवातीला तुमचे गुडघे वाकले तरी चालतील.

- स्थिती ४ : आता परत श्वास घ्या. त्याचबरोबर उजवा पाय मागे लांबवा, नितंब खाली करा आणि वर बघा.
- स्थिती ५ : परत श्वास सोडा, त्याचबरोबर डावा पाय मागे लांबवा आणि उजव्या पायाबरोबर आणा. त्यानंतर डोकं खालीच ठेवून नितंब वर उचला (या अवस्थेत तुमच्या शरीराचा त्रिकोन व्हायला हवा.)
- स्थिती ६ : श्वास न घेता, ओटीपोट सोडून इतर शरीर खाली जमिनीवर टेकवा.

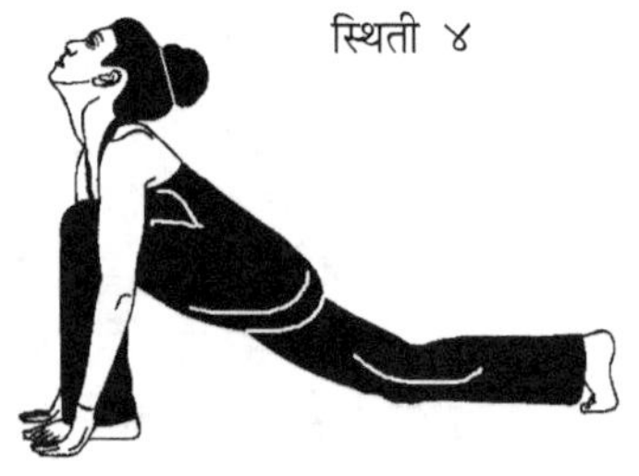

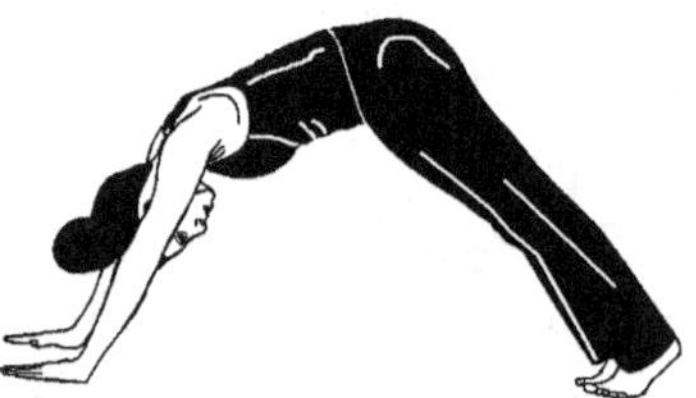

- स्थिती ७ : आता नितंब जमिनीवर आणा. श्वास आत घेत डोकं वर उचला आणि छताकडे बघत कमरेपासून वरचं शरीर वर उचला.

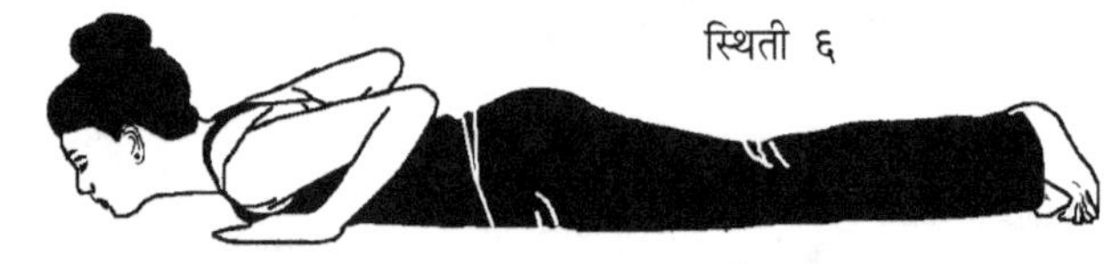

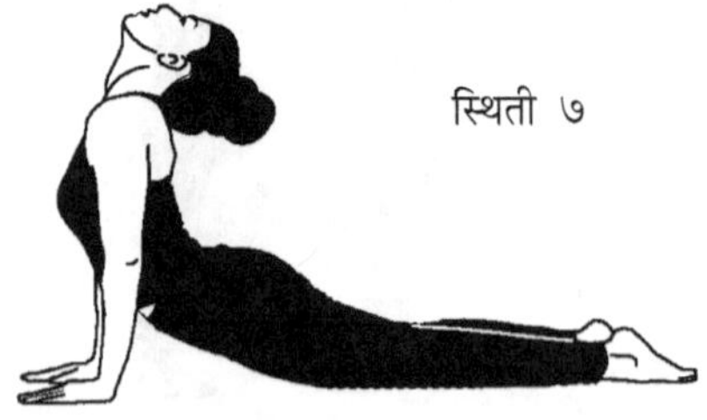

- स्थिती ८ : स्थिती ५ प्रमाणे
- स्थिती ९ : स्थिती ४ प्रमाणे
- स्थिती १० : स्थिती ३ प्रमाणे
- स्थिती ११ : स्थिती २ प्रमाणे
- स्थिती १२ : स्थिती १ प्रमाणे

एक आवर्तन पूर्ण करण्यासाठी हीच संपूर्ण कृती, स्थिती क्र. ४ मध्ये उजव्याऐवजी आधी डावा पाय लांबवून करा.

स्थिती क्र. ९ मध्ये डाव्याऐवजी आधी उजवा पाय पुढे आणण्याचं लक्षात ठेवा. सुरुवातीला २-३ आवर्तनं करा आणि नंतर ही संख्या वाढवत इच्छित आकड्यापर्यंत न्या.

शशांक भुजंगासन

या आसनामुळे दंड आणि छातीचे स्नायू मजबूत होतात.

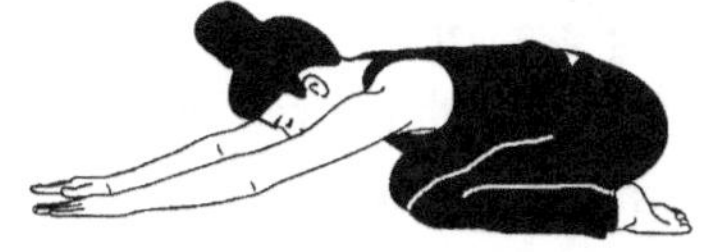
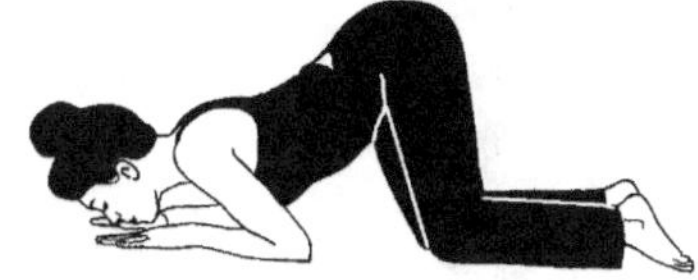

कृती : (सोबतची चित्रं पहा.)

- वज्रासनात बसा.
- दोन्ही हात डोक्याच्या वर लांब करा.
- आता श्वास सोडत पुढे वाका आणि दोन्ही हात तसंच कपाळ जमिनीवर टेकवा.
- आता श्वास घेत, शरीराचा कमरेचा वरचा भाग जमिनीच्या किंचित वरून शरीर पूर्ण सरळ होईपर्यंत पुढे न्या.

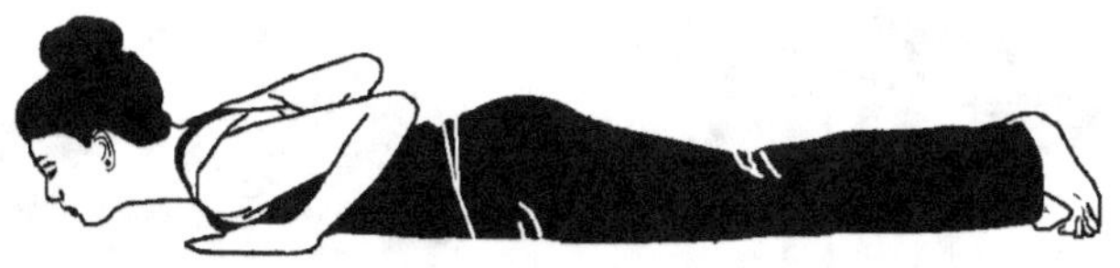

- शरीर पूर्ण सरळ झाल्यानंतर कमरेपासून वरचा भाग दोन्ही हात ताठ होईपर्यंत वर उचला. पाठीला शक्य तेवढा बाक येऊ द्या. मान वर करून वर बघा.
- काही सेकंद याच स्थितीत थांबा.
- आता श्वास सोडत नितंब वर उचला आणि पुन्हा मागे येऊन टाचांवर बसा.

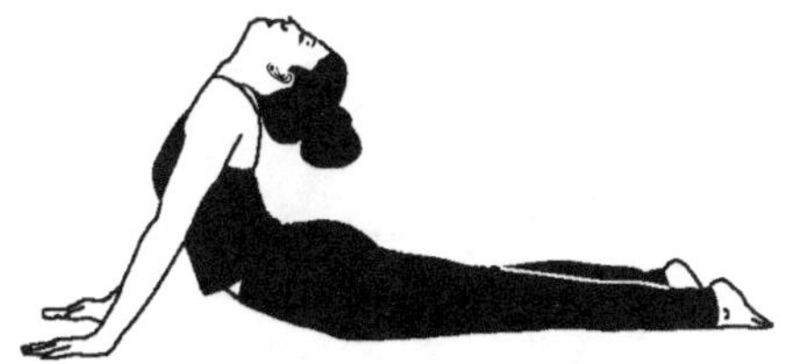

परत श्वास घेत वर दिल्याप्रमाणे शरीर पुढे न्या.
लयबद्ध गतीनं हीच कृती ७ ते १० वेळा करा.

द्रुत हलासन

कृती : (सोबतची चित्रं पहा.)

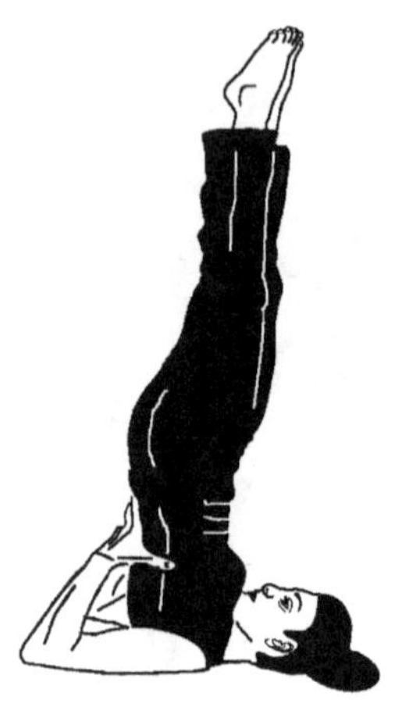

- पाठीवर उताणं झोपा आणि दोन्ही हात शरीराच्या बाजूला जमिनीवर ठेवा. हाताचे तळवे जमिनीच्या दिशेनं करा.
- एक दीर्घ श्वास घ्या आणि सोडा.
- श्वास सोडल्याच्या स्थितीतच दोन्ही पाय वर उचला आणि सोबतच्या चित्रात दाखवल्याप्रमाणे हातांनी कमरेला आधार द्या.
- आता पाय डोक्यावरून मागे न्या आणि जमिनीवर टेकवण्याचा प्रयत्न करा.
- त्यानंतर जलदगतीनं पाय पूर्वस्थितीत न्या आणि उठून बसा, पायाचे अंगठे धरा आणि डोकं गुडघ्यांवर टेकवा.

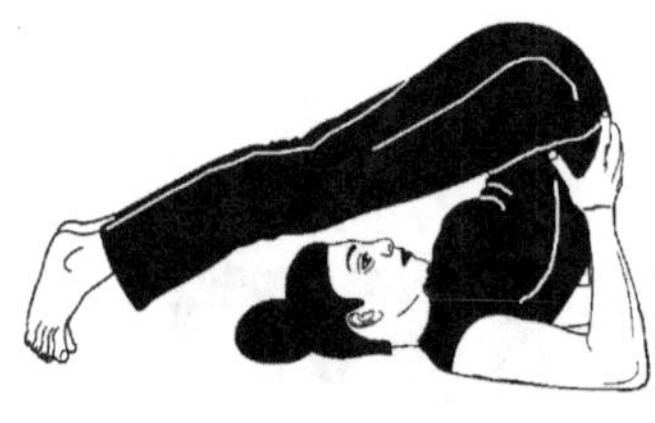

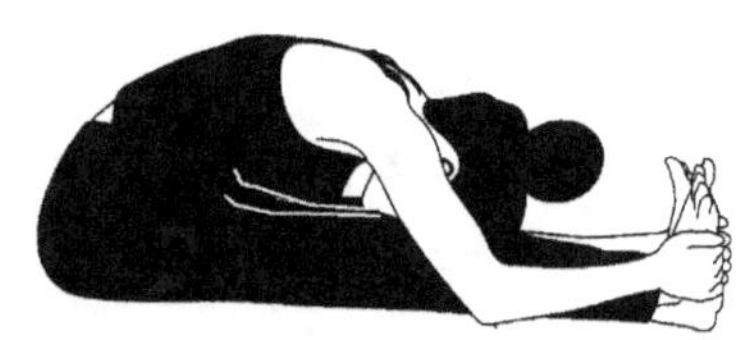

- आता पूर्वस्थितीत या आणि हीच कृती आणखी काही वेळा करा.
- पाचपासून सुरुवात करून आवर्तनांची संख्या दहापर्यंत वाढवत न्या. ◆

शरीराच्या विशिष्ट भागाची चरबी कमी करणारे व्यायामप्रकार

आधीच्या प्रकरणांत दिलेले योग व्यायामप्रकार संपूर्ण शरीरावर परिणाम करतात आणि सर्व शरीरातील चरबी कमी करतात, पण दुर्दैवानं, चरबी शरीरात सगळीकडे सारख्या प्रमाणात साठत नाही. बहुतांशी आनुवंशिक कारणांमुळे चरबी ही नितंब, कंबर, मांड्या आणि दंड अशा काही विशिष्ट भागातच साठते आणि इतर शरीर मात्र सर्वसाधारणच रहातं. असा विशिष्ट कल असणाऱ्या लोकांच्या दृष्टीने सर्वच शरीरातून चरबी सारख्या प्रमाणात कमी करण्याचे काही अवांछित परिणाम होऊ शकतात. उदाहरणार्थ, नितंब सर्वसाधारण तर कमरेचा घेर मात्र मोठा असलेल्या लोकांच्या इतर शरीराबरोबरच नितंबांवरची चरबीदेखील कमी झाली, तर त्यांचं शरीर बारीक पण अगदीच सरळसोट आणि अनाकर्षकरित्या सपाट दिसेल. शरीराची आनंददायी गोलाई त्यांच्या ठायी दिसणार नाही. कुणाच्या चेहऱ्यावरची चरबी गरज नसताना कमी होऊन चेहरा निष्कारण वृद्ध दिसू शकेल. म्हणूनच, विशिष्ट योग व्यायामप्रकार निवडून हव्या त्याच भागाची चरबीची समस्या दूर करणं, हा अधिक चांगला पर्याय आहे.

पादहस्तासन (पोट)

कृती : (सोबतची चित्रं पहा.)

- सरळ उभे रहा.
- श्वास आत घेत दोन्ही हात डोक्याच्या वर लांब करा.
- आता श्वास सोडत जलद गतीने

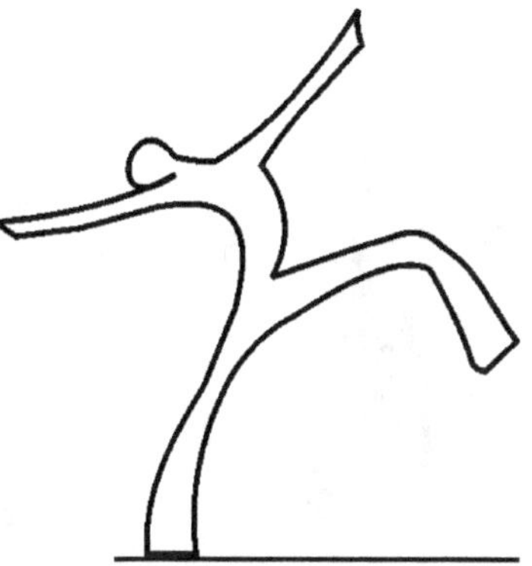

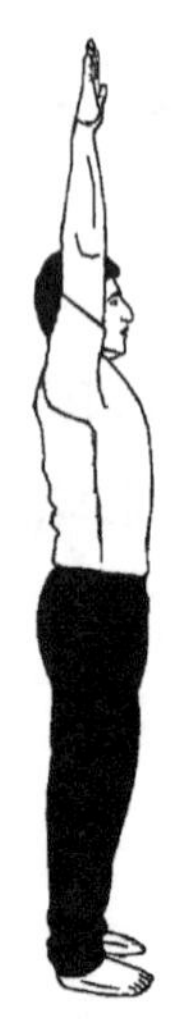
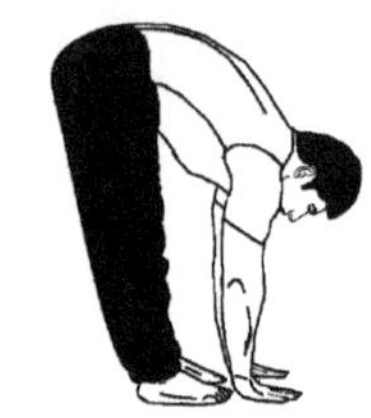

पुढे वाका आणि पावलं किंवा जमिनीला स्पर्श करा.

- आता श्वास घेत जलद गतीनं वर उठा आणि दोन्ही हात डोक्याच्या वर लांबवत पुन्हा सरळ उभे रहा.

- हीच कृती १० वेळा करा ही संख्या हळूहळू वाढवत वीसपर्यंत न्या.

त्रिकानासन १ (कंबर आणि मांड्या)

कृती : (सोबतची चित्रं पहा.)

- दोन्ही पायांमध्ये अंतर ठेवून उभे रहा आणि दोन्ही हात खांद्याच्या रेषेत सरळ वर आणा. एक दीर्घ श्वास घ्या.

- आता श्वास सोडत उजवीकडे वाकून उजव्या पायाच्या पावलाला स्पर्श करा. हे करत असताना उजवा गुडघा वाकवा आणि डावा हात सरळ वर जाऊ द्या.

- आता डावा हात डोक्यावरून जमिनीला समांतर स्थितीत आणा आणि मान वळवून वर बघा. श्वास घेत पूर्वस्थितीत या.

- एक आवर्तन पूर्ण करण्यासाठी हीच संपूर्ण कृती आता बाजू बदलून करा.

- पाच ते सात आवर्तनांचा सराव करा आणि ही संख्या हळूहळू वाढवत दहा पर्यंत न्या.

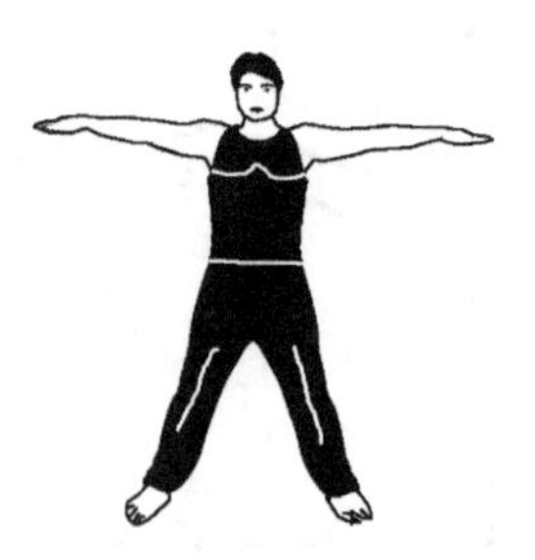
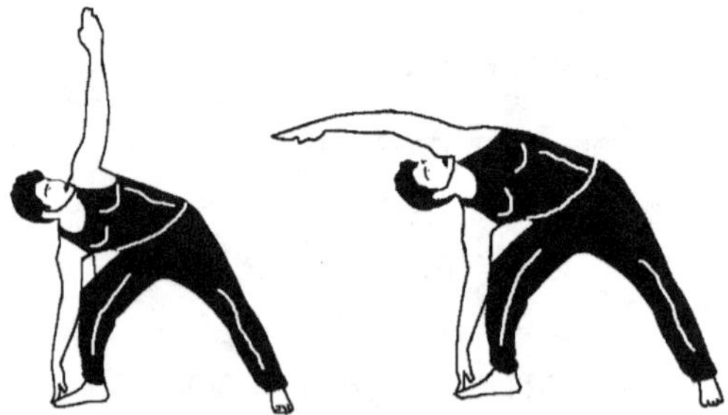

त्रिकोनासन २ (कंबर, मांड्या आणि पाठ)

कृती : (सोबतची चित्रं पहा.)

- दोन्ही पायांमध्ये अंतर ठेवून उभे रहा आणि दोन्ही हात पाठीमागे नेऊन बोटं एकमेकांत गुंतवा. एक दीर्घ श्वास घ्या.
- आता श्वास सोडत उजवा गुडघा वाकवा आणि पुढे वाकून उजव्या पायाच्या गुडघ्याला नाक टेकवा.
- काही काळ ही स्थिती टिकवून ठेवा. श्वास घेत पूर्वस्थितीत या.

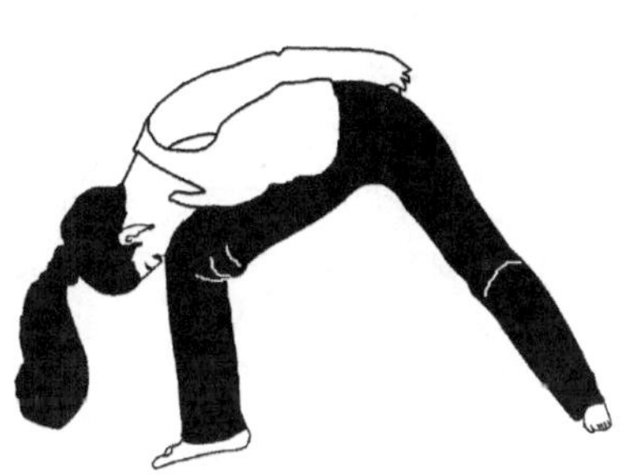

- एक आवर्तन पूर्ण करण्यासाठी हीच संपूर्ण कृती आता बाजू बदलून करा.
- पाच ते सात आवर्तनांचा सराव करा आणि ही संख्या हळूहळू वाढवत दहापर्यंत न्या.

त्रिकोनासन ३ (कंबर)

कृती : (सोबतची चित्रं पहा.)

- दोन्ही पायांमध्ये अंतर ठेवून उभे रहा.
- आता श्वास सोडत डावीकडे वाका. वाकत असताना डावा हात डाव्या पायावरून खाली सरकवत घोट्यापर्यंत न्या. त्याच वेळी उजवा हात वर सरकवत बरगड्यांपर्यंत न्या.

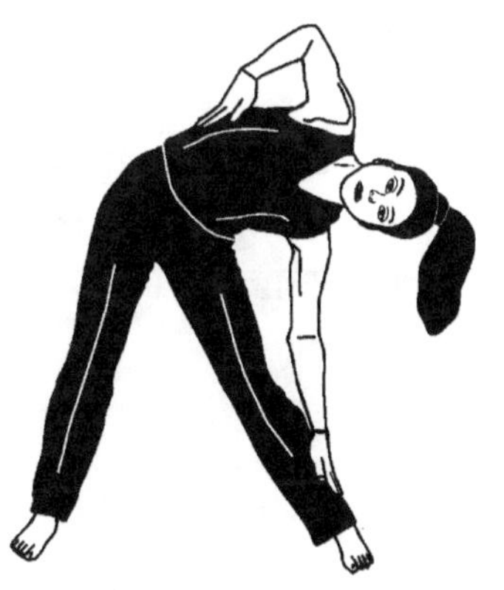

- श्वास घेत पूर्वस्थितीत या.
- एक आवर्तन पूर्ण करण्यासाठी हीच संपूर्ण कृती आता बाजू बदलून करा.
- पाच ते सात आवर्तनांचा सराव करा आणि ही संख्या हळूहळू वाढवत दहा पर्यंत न्या.

त्रिकोनासन ४ (पोट आणि कंबर)

कृती : (सोबतची चित्रं पहा.)

- दोन्ही पायांमध्ये अंतर ठेवून उभे रहा आणि दोन्ही हात खांद्यांच्या रेषेत लांब करा.
- एक दीर्घ श्वास घ्या.
- आता श्वास सोडत पुढे वाका.
- श्वास रोखून धरा आणि कमरेपासून वरचा भाग डावीकडे वळवा आणि उजव्या हातानं डाव्या पावलाला स्पर्श करा. त्याचबरोबर, डावा हात सरळ वर जाऊ द्या आणि मान वळवून डाव्या हाताकडे बघा. लगेच उजवीकडे वळून डाव्या हातानं उजव्या पावलाला स्पर्श करा. त्याचबरोबर उजवा हात सरळ वर जाऊ द्या आणि मान वळवून उजव्या हाताकडे बघा.

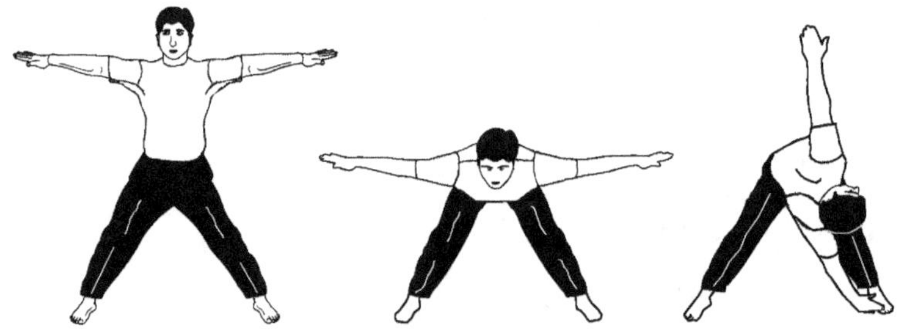

- आता दोन्ही हात दोन्ही बाजूंना खांद्यांच्या रेषेत आणि कमरेपासून वरचा भाग पुढे खाली वाकलेला या स्थितीत परत या.
- पाच आवर्तनांचा सराव करा आणि ही संख्या हळूहळू वाढवत दहापर्यंत न्या.

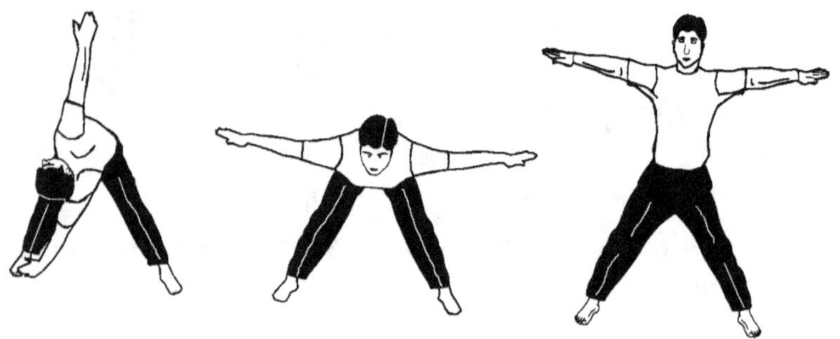

साईड रोल (नितंब आणि कंबर)

कृती : (सोबतची चित्रं पहा.)

- जमिनीवर एक पातळ सतरंजी अंथरा.
- पाठीवर उताणं झोपा.
- आता दोन्ही हातांची बोटं एकमेकांत गुंतवून हात डोक्यामागे न्या.
- दोन्ही पाय गुडघ्यांत वाकवून छातीपर्यंत आणा.
- कमरेच्या वरचं शरीर जमिनीवर पक्कं ठेवून खालचा भाग डावीकडे वळवा आणि गुडघ्यांची जुडी जमिनीला टेकू द्या. त्याचबरोबर मान उजवीकडे वळवा.
- लगेचच पुन्हा उजवीकडे वळा आणि गुडघ्यांची जुडी आता उजवीकडे

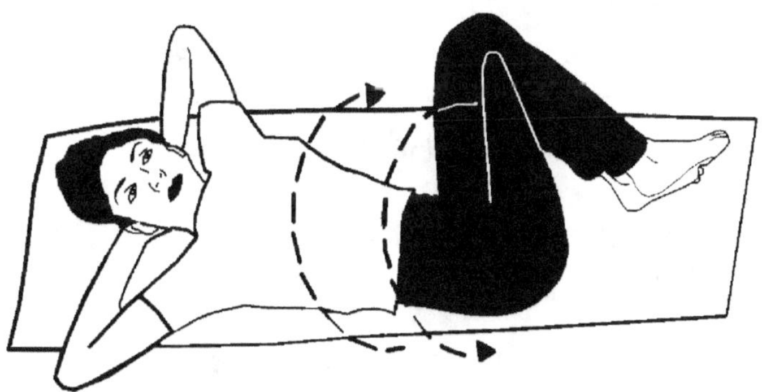

जमिनीला टेकू द्या. कमरेच्या वरचा भाग स्थिरच ठेवा.
- पुन्हा डावीकडे वळा.
- कमरेखालचं शरीर असं एका बाजूकडून दुसरीकडे १०-१५ वेळा वळवत रहा.
- ही संख्या ४०-५० पर्यंतही वाढवायला हरकत नाही.

बॅक रोल (पाठ)

कृती :

- पायाच्या चवड्यांवर बसा.
- हातांनी गुडघ्याभोवती मिठी घाला.
- त्याच अवस्थेत मागे लोळण घ्या आणि पुन्हा चवड्यांवर या. शरीर आरामखुर्चीसारखं असं मागे पुढे १०-१५ वेळ हलवा.

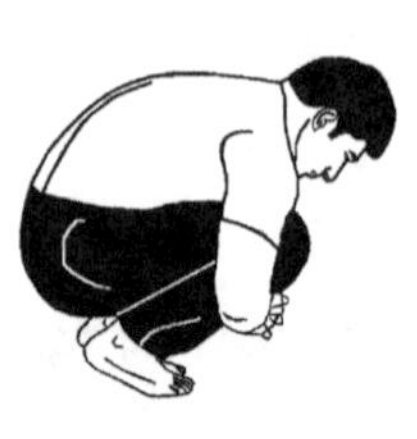 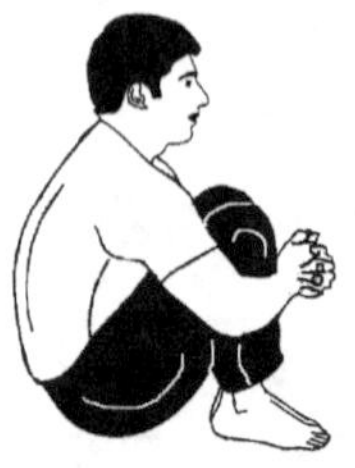 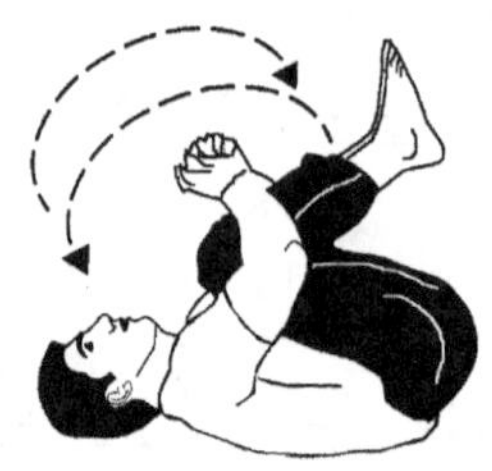

मेरूआकर्षणासन (मांड्या)

कृती : (सोबतची चित्रं पहा.)

- उजव्या अंगावर निजा आणि डोक्याला उजव्या हातानं टेकू द्या. डावा हात सरळ ठेवा.
- आता श्वास घ्या आणि त्याचबरोबर डावा पाय शक्य तेवढ्या वर उचला. पायाचा अंगठा डाव्या हातानं धरून ठेवा.
- आता श्वास सोडत पूर्वस्थितीत या.
- हीच कृती १० वेळा करा.
- आता बाजू बदलून डाव्या अंगावर निजा आणि संपूर्ण कृती पुन्हा १० वेळा करा.

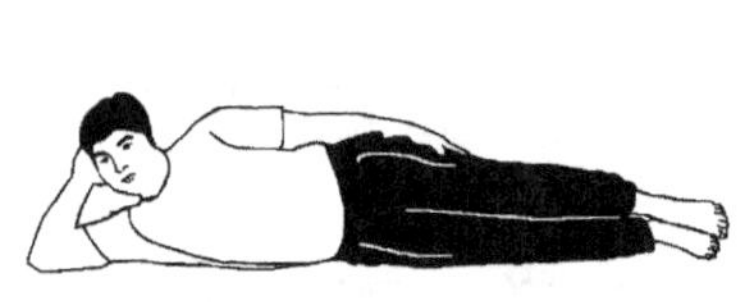 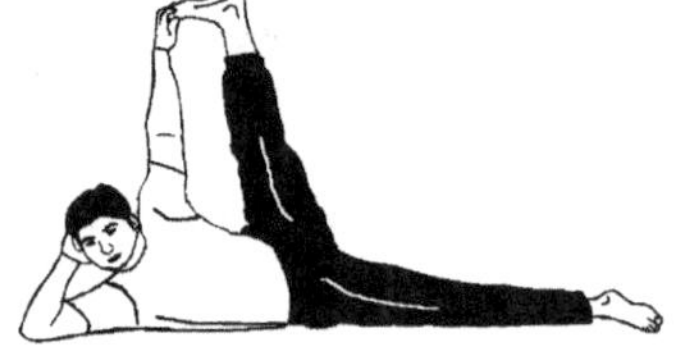

हस्तअंगुष्ठासन (मांड्या आणि दंड)

कृती : (सोबतची चित्रं पहा.)

- उजव्या अंगावर निजा आणि दोन्ही हात डोक्याच्या वर ताणून जोडा.

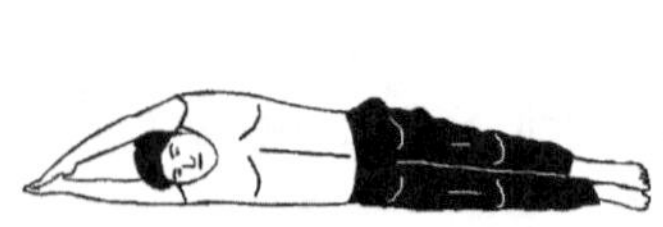 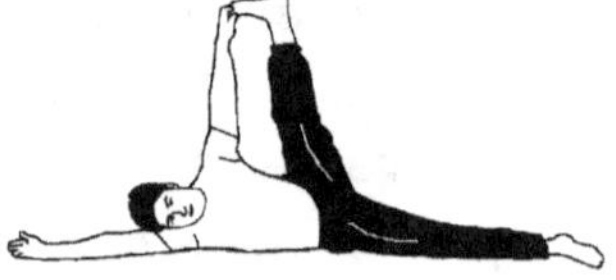

- आता श्वास घ्या आणि त्याचबरोबर डावा पाय शक्य तेवढ्या वर उचला. पायाचा अंगठा डाव्या हातानं धरून ठेवा.
- काही सेकंद याच स्थितीत थांबा.
- आता श्वास सोडत हात पाय पूर्वस्थितीत आणा.
- हीच कृती १० वेळा करा.
- आता बाजू बदलून डाव्या अंगावर निजा आणि संपूर्ण कृती पुन्हा १० वेळा करा.
- दुसऱ्या बाजूची कृती पूर्ण झाल्यानंतर निजलेल्याच स्थितीत रहा आणि २० वेळा श्वास घेत उठून बसा.

◆

इतर कारणांमुळे येणारी स्थूलता

'अन्नाकडे नुसतं बघितलं तरी माझं वजन वाढतं', अशी तक्रार करताना तुम्ही अनेकांना ऐकलं असेल, पण स्थूलता ही फक्त अतिखाण्यामुळेच येते असं नाही, हे या लोकांना माहीत नसतं. शरीरव्यवस्थेतील बिघाड हे सुद्धा स्थूलपणाचं कारण असू शकतं. मंदावलेल्या थायरॉईड (Thyroi) ग्रंथी, हे याचं एक सर्वसाधारणपणे आढळून येणारं उदाहरण होय.

गळ्याच्या खाली असलेल्या थायरॉईड ग्रंथी थायरॉक्सिन (Thyroxin) या नावाचं एक संप्रेरक स्रवतात. शरीरातील रासायनिक क्रियांची गती नियंत्रित करण्यासाठी हे संप्रेरक रक्तामध्ये सोडलं जातं. हे संप्रेरक जेवढ्या अधिक प्रमाणात रक्तात सोडलं जाईल, तेवढी शरीरातील रासायनिक क्रियांची गती वाढते आणि त्याचबरोबर उष्मांकांचं ज्वलनही वाढतं. या संप्रेरकाचं रक्तातील प्रमाण त्याच्या कमाल मर्यादेपेक्षा जास्त झालं, तर ती एक वैद्यकीय समस्या बनते. तिला हायपर-थायरॉईडिझम (Hyper Thyroidism) असं म्हणतात. या समस्येनं ग्रस्त रुग्णानं कितीही उष्मांकयुक्त आहार घेतला, तरी तो अतिशय कृश रहातो. याच्या बरोबर उलट स्थिती म्हणजे थायरॉईड ग्रंथीच्या कार्याची गती मंदावणं. या विकाराच्या रुग्णानं कितीही कमी उष्मांकयुक्त आहार घेतला तरी त्याचं वजन मात्र वाढतच जातं.

थायरॉईड ग्रंथीच्या समस्यांवर सर्वसाधारणपणे अल्ट्रॉक्साईन (Altroxine) हे औषध दिलं जातं. हे औषध काही काळ रोगाची लक्षणं दूर करतं, पण शरीराचा

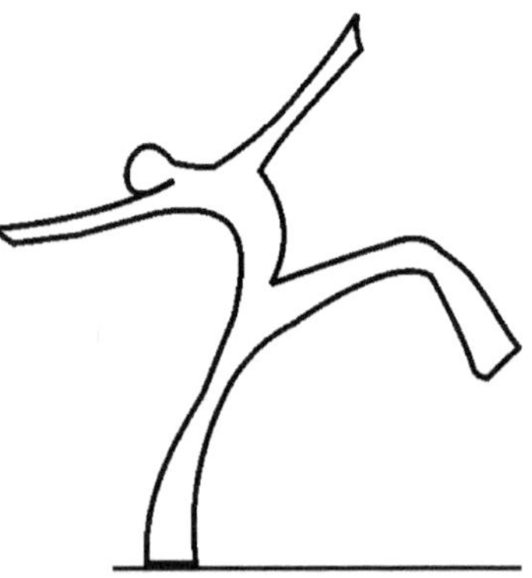

कुठलाही भाग एकदा कमकुवत झाला, की तो अधिक कमकुवतच होत जातो आणि या ग्रंथींचंही नेमकं तसंच होतं. त्यामुळे थायरॉईड ग्रंथीमधून थायरॉक्सिनचा स्राव कमी कमीच होत जातो. पर्यायानं औषधाची मात्राही वाढवत न्यावी लागते. अति प्रमाणात अल्ट्रॉक्साईनचा शरीरावर विशेषत: हृदयावर वाईट परिणाम होतो. एकदा का हृदय खराब झालं, की मग परिस्थिती मूळपदावर आणणं दुरापास्त होतं. हायपोथायरॉईडिझम बरा करण्यासाठी जी आसनं करणं आवश्यक असतं, ती हृदयविकार झालेल्या माणसाला करणं शक्य नसतं आणि अल्ट्रॉक्साईन सुरू असताना हृदयाचं आरोग्य सुधारणं शक्य नसतं. त्याचबरोबर हे औषध बंदही करता येत नाही, कारण त्यामुळे सगळी शरीरव्यवस्थाच कोलमडण्याचा धोका असतो. अशाप्रकारे जगण्यासाठी रुग्ण पूर्णपणे या प्रकारच्या जीवघेण्या औषधांवरच अवलंबून राहतो. म्हणूनच, थायरॉईडच्या विकारांवर वेळीच उपचार करणं अत्यावश्यक असतं. नियमितपणे योगाभ्यास करून अनेकांनी त्यांच्या या समस्येला आळा घालण्यात यश मिळवलेलं आहे. काहींनी तर त्यावर पूर्ण मात करून उलट आपलं आरोग्य सुधारलं आहे.

थायरॉक्सिनच्या स्रावाच्या किमान आणि कमाल पातळीमधला टप्पा खूप मोठा आहे आणि जोपर्यंत स्राव या टप्प्यामध्ये असतो, मग तो अगदी किमान पातळीच्या जवळ असला तरीही, वैद्यकशास्त्र थायरॉईड ग्रंथीचं कार्य व्यवस्थित आहे, असंच मानतं, पण अशा व्यक्तींची चयापचय गती (Metabolism) मंदच असते आणि वजन वाढण्याचं प्रमाण जास्त असतं.

मूत्रपिंड, फुफ्फुसं आणि हृदय यांचं कार्य मंदावण्यामुळेसुद्धा वजन वाढू शकतं, पण त्यांच्या बाबतीत हे जास्तीचं वजन सर्वस्वी पाण्याचं असतं. आपलं शरीर लघवी, घाम आणि श्वासाद्वारे सतत पाणी बाहेर टाकत असतं, पण उपरोल्लेखित अवयव कमकुवत झाल्यास ते हे कार्य परिणामकारकरित्या करू शकत नाही. त्यामुळे शरीरातील पाण्याचा साठा वाढत जातो आणि मग इडिमा (Oedema) ही स्थिती निर्माण होते.

अपुरा आहार हे स्थूलतेचं आणखी एक कारण आहे. शेवटी थायरॉईड ग्रंथींनासुद्धा निरोगी राहण्यासाठी योग्य तेवढ्या आहाराची गरज असतेच. अधूनमधून न जेवणं आणि शरीराची पूर्णच उपासमार करणं, यांचे शरीरावर दुष्परिणाम होत असतात. कॅल्शियम आणि लोहाच्या कमतरतेमुळेही लठ्ठपणा येतो.

खाली दिलेली आसनं सर्व मुख्य ग्रंथींना बळकटी देतात. त्यांच्यामुळे अवयवांची चयापचय क्रिया वाढते. त्यामध्ये साठलेली चरबी नष्ट होते, त्यांमध्ये साठलेलं पाणी कमी होतं आणि शरीराला योग्य तो आकारही प्राप्त होतो.

सर्वांगासन

या आसनामुळे थायरॉईड ग्रंथीवर ताण पडतो आणि त्यामुळे त्यांच्यात जास्त रक्त ओढलं जातं व पर्यायानं त्यांना चालना मिळते.

कृती : (सोबतची चित्रं पहा.)

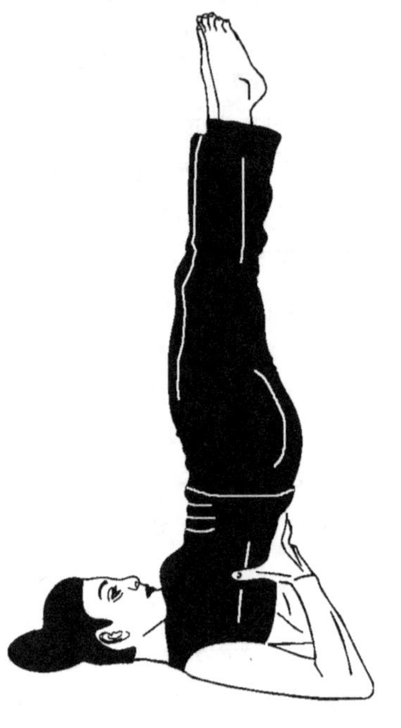

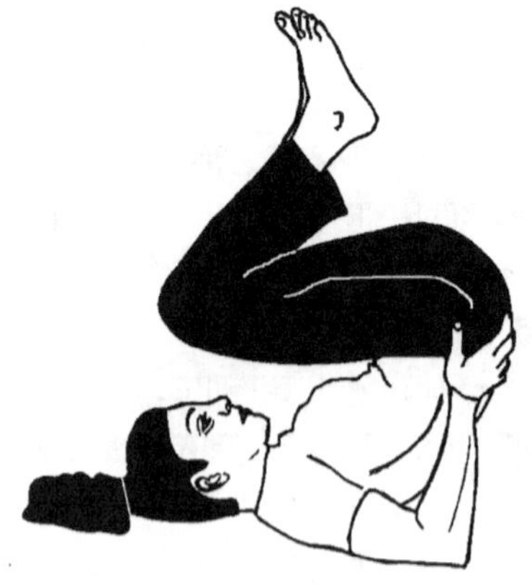

- पाठीवर झोपा.
- दोन्ही पाय गुडघ्यांत वाकवून छातीपर्यंत आणा. हातांनी छातीच्या पिंजऱ्याला मागून आधार द्या आणि खांद्यावर उभं राहिल्याप्रमाणे स्थितीत या. खांद्यांपासून खालचं शरीर जमिनीशी काटकोनात हवं.
- श्वासोच्छ्वास सर्वसाधारणच करा.
- त्याच स्थितीत १० वेळा श्वासोच्छ्वास करण्यापासून सुरुवात करून ६० वेळा श्वासोच्छ्वास करण्यापर्यंत प्रगती करा.
- पूर्वस्थितीत येताना आधी पाय गुडघ्यांत वाकवा आणि मग हळूहळू शरीर खाली आणा.
- हे सर्व करताना डोकं मात्र जमिनीवर पक्कं रोवलेलं असलं पाहिजे.
- सर्वांगासनानंतर थोडीशी विश्रांती घेऊन सुप्त वज्रासन करायला हवं.

सुप्त वज्रासन

कृती : (सोबतची चित्रं पहा.)

- वज्रासनात बसा.
- आता मागे वाका आणि हातांच्या आधारानं हळूहळू डोकं मागे जमिनीवर टेकवा. दोन्ही हात मांड्यांवर ठेवा आणि श्वासोच्छ्वास सर्वसाधारण गतीनं करा.
- त्याच स्थितीत ५ वेळा श्वासोच्छ्वास करण्यापासून सुरुवात करून ३० वेळा श्वासोच्छ्वास करण्यापर्यंत प्रगती करा.
- आता हातांच्या आधारानं उठून बसा.
- पाय सरळ लांब करा आणि निजलेल्या स्थितीत काही वेळ विश्रांती घ्या.

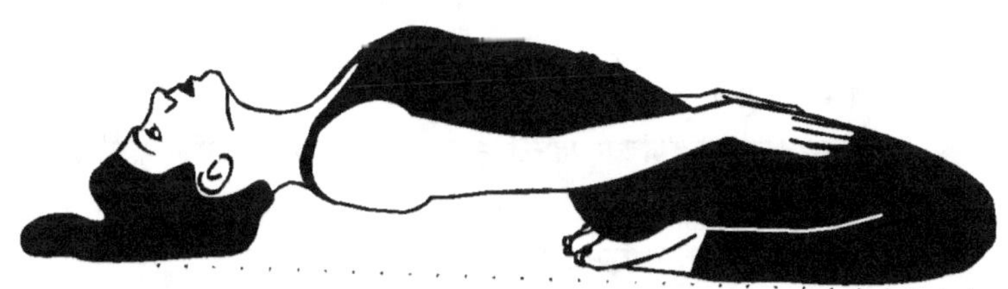

योगमुद्रा आसन

कृती : (सोबतची चित्रं पहा.)

- वज्रासनात बसा.
- हाताच्या मुठी वळवा आणि त्या मांड्यांवर शरीराला लागून ठेवा.

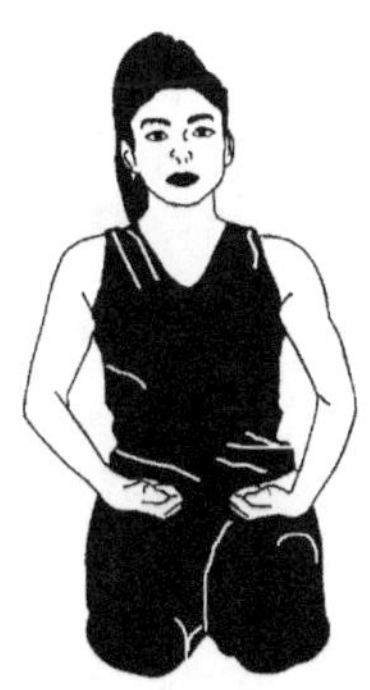 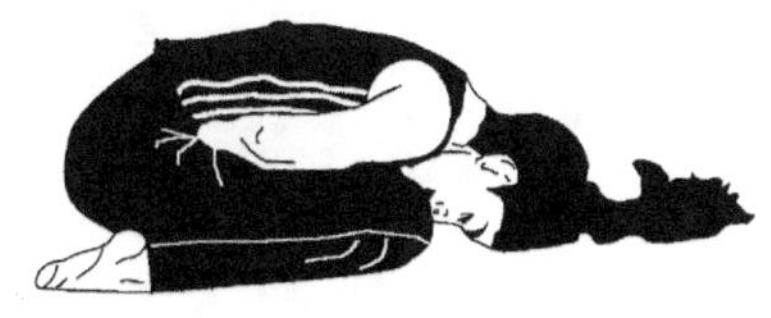

- आता एक दीर्घ श्वास घ्या.
- श्वास सोडत पुढे वाकून कपाळ जमिनीवर टेकवा.

शलभासन

कृती : (सोबतची चित्रं पहा.)

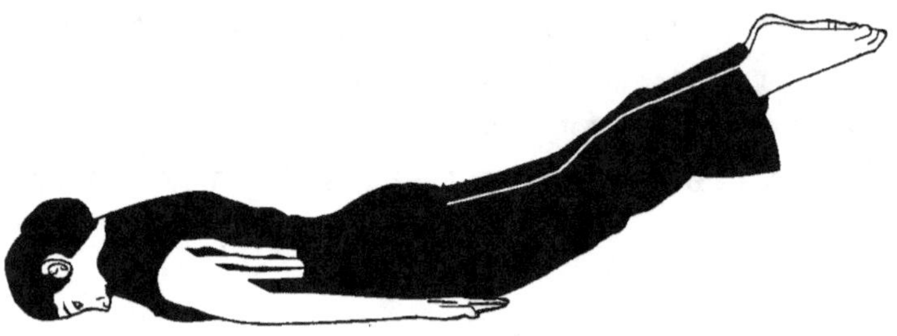

- पोटावर झोपा.
- दोन्ही हात मांड्यांच्या खाली ठेवा. हाताचे तळवे जमिनीकडे करा.
- आता श्वास घ्या.
- गुडघे न वाकवता दोन्ही पाय जमिनीवरून उचला.
- सहज शक्य असेल तोवर याच स्थितीत रहा.
- आता श्वास सोडत पाय खाली करा आणि विश्रांती घ्या.
- हीच कृती पाच वेळा करा.

◆

जोमदार शरीरासाठी व्यायाम

जोमदार, सुडौल शरीर दिसायला सुंदर दिसतं, एवढंच नाही तर ते आरोग्यपूर्णही असतं आणि त्यात जोषही असतो. व्यायामाअभावी स्नायूंचा घट्टपणा कमी होतो आणि ते शिथिलही होतात. गुरुत्वाकर्षणामुळे मग असे स्नायू खाली ओघळतात आणि शरीर बेडौल, बेढब आणि अनाकर्षक दिसतं. उदाहरणार्थ, डोळ्याखालची त्वचा शिथिल होते, हनुवटीखालची त्वचा ओघळते, स्तन खाली ओघळतात, दंड थुलथुलीत होतात आणि पोट सुटतं. वाढत्या वयाबरोबर ही समस्या अधिकच तीव्र होते. स्थूल व्यक्तींच्या बाबतीत, वजन कमी केल्यावर ही गोष्ट अधिक प्रकर्षानं दिसून येते कारण अतिरिक्त चरबी वितळल्यामुळे त्वचेच्या खालचा आधार निघून जातो आणि ती ओघळते व वर सांगितल्याप्रमाणे गुरुत्वाकर्षणामुळे अधिकच खाली ओढली जाते. सुयोग्य योगासनांच्या साहाय्याने शरीरातील प्रत्येक स्नायूचा घट्टपणा बऱ्याच अंशी टिकवून ठेवता येतो. योगसाधनेचा परिणाम नेहमी चांगलाच आणि काही वेळा अगदी नाट्यमय असला तरी तिचा वापर प्रतिबंधक उपाय म्हणूनच करायला हवा.

सिंहासन

हे आसन डोळ्यांच्या खालचे नाजूक स्नायू, जबडा आणि मानेच्या स्नायूंसहित चेहऱ्याच्या सर्वच स्नायूंना बळकट बनवते आणि घट्ट करते

कृती :

- वज्रासनात बसा आणि दोन्ही

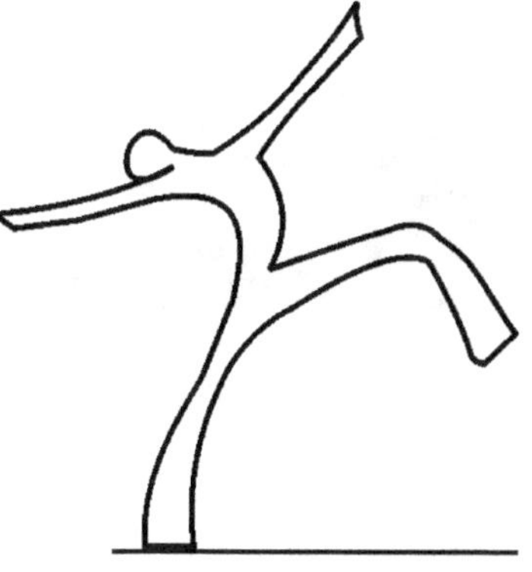

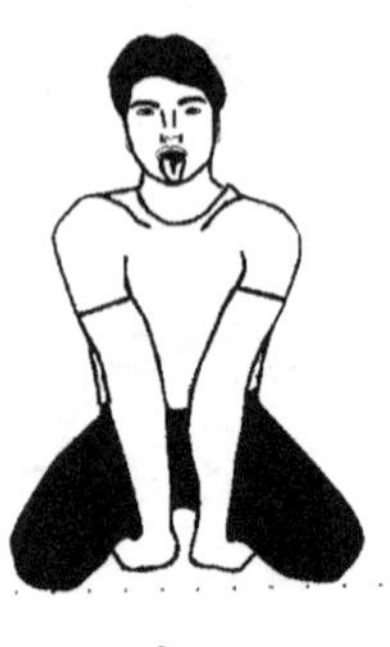 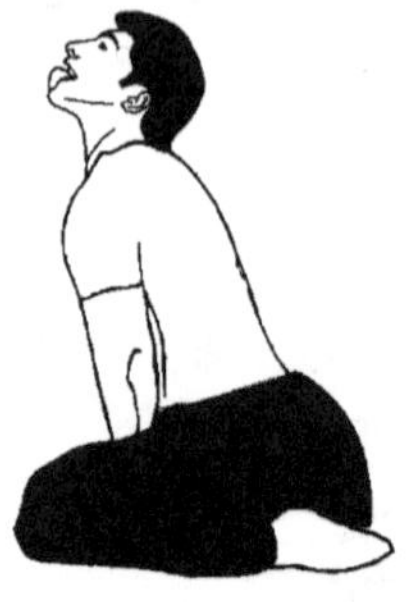

गुडघे फाकवा.

- दोन्ही हातांचे तळवे गुडघ्यांच्या मधल्या जागेत जमिनीवर टेका. हातांची बोटं तुमच्या दिशेला असावीत.
- आता मान वर करून डोकं शक्य तेवढं मागे करा. (गळ्याच्या स्नायूंना ताण जाणवेल अशा पद्धतीनं)

- दीर्घ श्वास घ्या.
- आता जबडा संपूर्ण उघडा.
- जीभ शक्य तेवढी बाहेर काढा.
- आऽऽऽऽऽऽऽऽ असा आवाज करत फुप्फुसातील हवा बाहेर सोडा.
- आता तोंड बंद करून डोळे शिथिल करा.
- हीच कृती १० वेळा करा.

दोरी ओढणं

या आसनामुळे छाती आणि भोवतालचे स्नायू आणि अस्थिबंधनांना व्यायाम घडून ते जोमदार बनतात.

कृती :

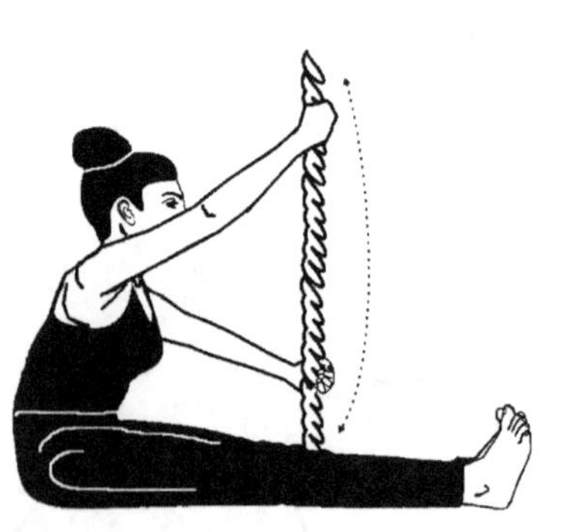

- दोन्ही पाय सरळ समोर ताणून बसा.
- हात पायांवर ठेवा.
- आता उजव्या हाताचा पंजा उघडा ठेवून हात सरळ वर करा आणि मग एखादी दोर धरल्याप्रमाणे मूठ बंद करा.
- किंचित शक्ती लावून ती काल्पनिक दोरी पायांपर्यंत खाली ओढा.

- हीच कृती आता डाव्या हाताने करा.
- दोरी भराभर खाली ओढत रहा.

लाकूड फोडणं

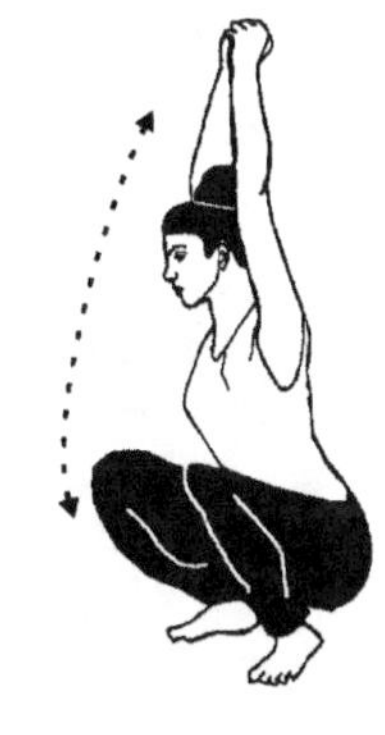

या आसनातील फायदे वरच्या आसनाप्रमाणेच आहेत.

कृती :

- पायाच्या चवड्यांवर उकिडवं बसा.
- दोन्ही हातांची बोटं एकमेकांत गुंतवा.
- आता श्वास घेत हात वर न्या आणि लाकूड फोडण्यासाठी कुन्हाड मारावी तसे एकदम वेगानं खाली आणा.
- हीच कृती दहा वेळा करा.

नौकासन

या आसनामुळे पोटाच्या स्नायूंना व्यायाम मिळून त्यांची ताकद वाढते.

कृती :

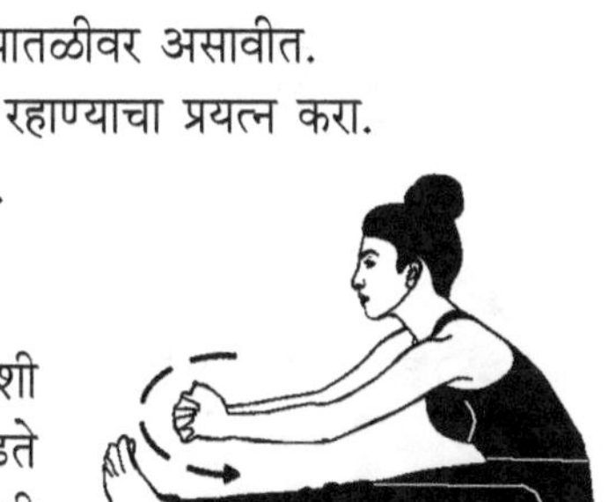

- पाठीवर झोपा.
- दोन्ही हात शरीराच्या बाजूला ठेवा.
- आता श्वास घेत डोकं आणि दोन्ही पाय जमिनीवरून वर उचला, हात समोर सरळ ताणा.
- डोकं, हात आणि पावलं एकाच पातळीवर असावीत.
- याच स्थितीत शक्य तेवढ्या वेळ रहाण्याचा प्रयत्न करा.
- आता श्वास सोडत पूर्वस्थितीत या.

जातं फिरवणं

या आसनात शरीराची सतत मागे पुढे अशी हालचाल होऊन पोटाच्या स्नायूंची ताकद वाढते आणि हातांनाही व्यायाम मिळून त्यांमधली शक्ती वाढते.

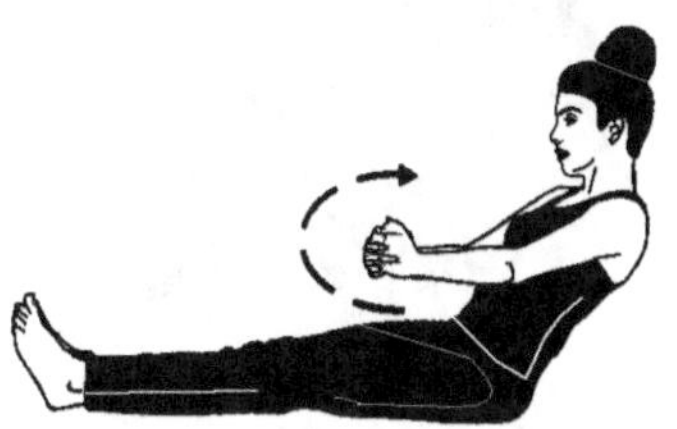

कृती :

- दोन्ही पाय समोर लांब करून बसा.
- दोन्ही हातांची बोटं एकमेकांत गुंतवा.
- एक श्वास घ्या.
- आता श्वास सोडत पुढे वाका

आणि हात घड्याळाच्या दिशेनं अर्धवर्तुळाकारात फिरवा.

- आता श्वास आत घेत मागे वाका आणि हात कोपरांमधून वाकवून छातीजवळ आणा.
- हीच कृती १० वेळा घड्याळाच्या काट्यांच्या दिशेनं तर १० वेळा घड्याळाच्या काट्याच्या विरुद्ध दिशेनं फिरवत करा.
  (ही कृती दळणाचं जातं फिरवल्यासारखी आहे.)

नौकासंचलन

या आसनाचे फायदे आणि कृती जातं फिरवण्याच्या आसनाप्रमाणेच आहे, फक्त हातांची हालचाल आडवे आणि गोल फिरवण्याऐवजी वर आणि खाली होडी वल्हवल्याप्रमाणे होते.

कृती :

- पूर्वीच्या आसनाप्रमाणेच बसा आणि होडी वल्हवल्याप्रमाणे हालचाल करा.
- पुढे वाकताना श्वास सोडा.

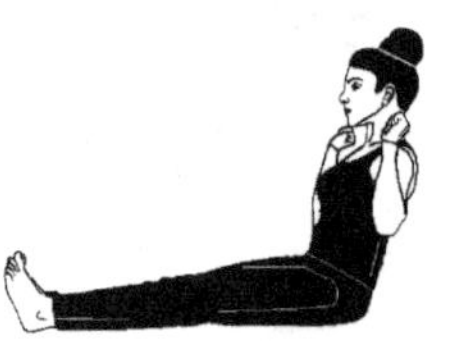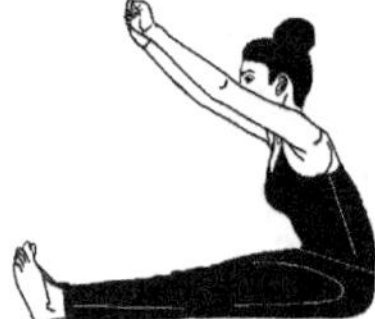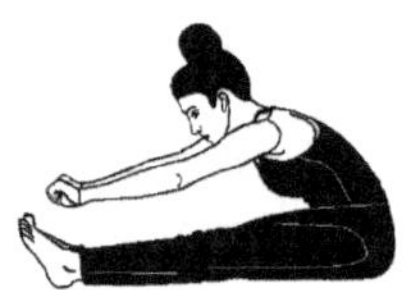

- हात आत घेऊन मागे वाकताना श्वास आत घ्या.
- हीच कृती दहा वेळा करा.
- आता हात विरुद्ध दिशेनं फिरवा.

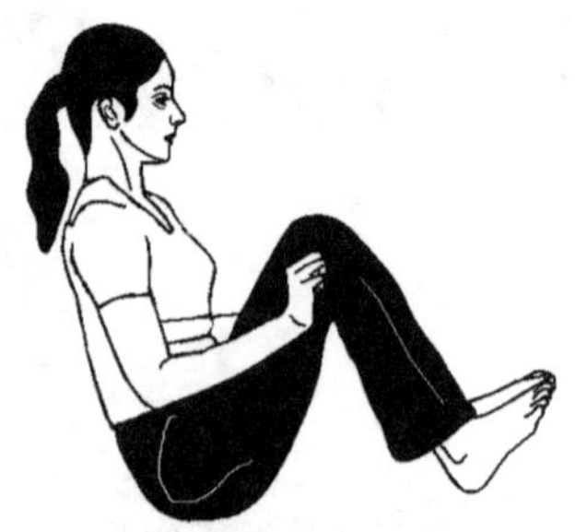

अश्वसंचलन

या आसनाचे फायदे जातं फिरवण्याच्या आसनाप्रमाणेच आहेत.

कृती :

- जमिनीवर बसा.
- पाय गुडघ्यांमध्ये वाकवून तळवे समोर जमिनीवर ठेवा.

- दोन्ही हातांच्या मुठी वळवून गुडघ्यांच्या बाहेरच्या बाजूला धरा.
- आता पावलं जमिनी-
वरून उचला आणि
नितंबावर शरीराचा भार
तोला.
- आता श्वास घेत मागे
वाका आणि त्याचबरोबर
तुमचे पाय सरळ समोर
करून तेही वर उचला.

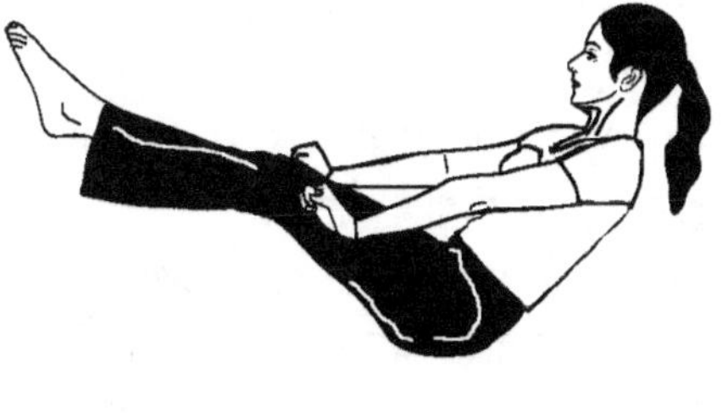

- आता श्वास सोडत पूर्वस्थितीत या.
- हीच कृती जलद गतीनं दहा वेळा करा.
- पायांबरोबरच हातही वाकले आणि सरळ होत असले तरी हातांच्या मुठी मात्र गुडघ्यांच्या जवळच ठेवायच्या आहेत.

◆

ग्रंथीवलय

'सौंदर्य हे ग्रंथींमध्येच असतं', असं एका प्रसिद्ध सौंदर्यतज्ज्ञानं म्हटलं आहे. किती खरं आहे ते! अनेक सौंदर्यविषयक समस्या, विशेषत: त्वचा आणि केसांच्या समस्या या ग्रंथींच्या कार्यात बिघाड झाल्यामुळेच निर्माण होतात.

सिबॅशियस (Sebaceous) ग्रंथी या नावाच्या चरबीसंबंधित ग्रंथींच्या समूहाद्वारे स्त्रवलं जाणारं सिबम (Sebum) हे वंगण त्वचेचा मुलायमपणा टिकवून ठेवण्याचं कार्य करत असतं. या ग्रंथी आपल्या शरीराच्या सर्वच भागांतील त्वचेमध्ये उपस्थित असतात. डोक्याच्या त्वचेमध्ये (टाळू) सुद्धा त्या असतात. या ग्रंथी अतिकार्यक्षम असल्या तर त्वचा जाड आणि तेलकट बनते आणि त्वचेची छिद्रं मोठी आणि मोकळी असतात. धुळीमुळे ही छिद्रं बंद होतात तेव्हा तेल त्वचेच्या आतच अडकून रहातं, बाहेर येऊ शकत नाही. यामुळे जंतुसंसर्ग होतो आणि हा जंतुसंसर्ग हे मुरमं, काळे डाग आणि पांढरे डाग, यांचं मुख्य कारण असतं. टाळूच्या त्वचेमध्ये अतिरिक्त तेल जमा झालं, तर त्यामुळे केसही तेलकट आणि शक्तीहीन बनतात. त्याविरुद्ध सिबमचा कमी प्रमाणातला स्त्राव केस आणि टाळूच्या त्वचेला कोरडं बनवतो आणि त्वचेवर सुरकुत्या पडायला लागतात.

आपल्या त्वचेची गुलाबी झाक ही रक्तामुळे निर्माण होत असते. रक्तात जेवढ्या अधिक लाल पेशी तेवढा त्याचा रंग अधिक लाल आणि तेवढीच आपली त्वचा अधिक गुलाबी असं हे समीकरण असतं. या

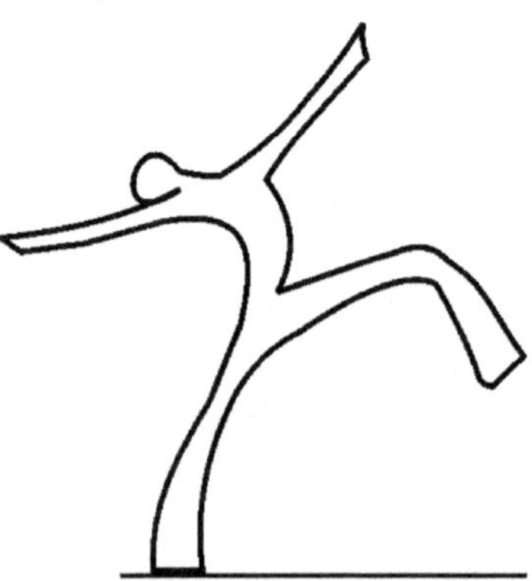

लाल रक्तपेशी लोह या धातूमुळे तयार होतात आणि या धातूचं अन्नामधून शोषण होण्याची क्रिया आपल्या यकृताच्या आरोग्यावर अवलंबून असते. रोगट यकृत त्याचं कार्य नीट पार पाडत नाही आणि त्यामुळे ॲनिमिया किंवा पंडुरोग होतो. या अवस्थेत त्वचा पांढरी, फिक्की पडते आणि डोळ्यांचा आकार कितीही सुंदर असला तरी त्यांच्यातलं सौंदर्य मात्र नष्ट होतं.

प्रत्येक मानवी शरीरात स्त्री आणि पुरुष अशी संप्रेरकं स्त्रवली जातात. यांपैकी पुरुष संप्रेरक जास्त प्रमाणात स्त्रवलं तर त्यामुळे केस जास्त वाढतात, तर स्त्री संप्रेरक जास्त प्रमाणात स्त्रवल्यास केस कमी वाढतात.

अतिरिक्त थायरॉईड संप्रेरकामुळेसुद्धा केसांची वाढ भरपूर होते, तर हा स्त्राव कमी प्रमाणात असल्यावर केस पातळ आणि निस्तेज होतात. मंदावलेल्या थायरॉईड ग्रंथीमुळे शरीर जाड होतं, त्वचा कोरडी बनते, अंगाला खाज सुटते आणि चेहऱ्यावर सूज येते, तर या ग्रंथींच्या अतिकार्यक्षमतेमुळे डोळे मोठे होऊन बाहेर आल्यासारखे आणि ओंगळवाणे दिसतात.

थायरॉईड ग्रंथींवर पिट्युटरी ग्रंथींचं नियंत्रण असतं. थायरॉईड ग्रंथींमधील संप्रेरकाचा स्त्राव अगदी नेमक्या प्रमाणात असला तरच थायरॉईड ग्रंथी योग्य प्रकारे कार्य करतात. पिट्युटरी ग्रंथी अनियमित असतील, तर अर्थातच थायरॉईड ग्रंथींचं कार्यसुद्धा अनियमित चालतं. त्याचबरोबर पिट्युटरी ग्रंथी या इतर सर्व ग्रंथींच्या नियंत्रक असल्यामुळे सगळ्याच ग्रंथींवर याचा परिणाम होत असतो. आपल्या बाह्य रूपावर पिट्युटरी ग्रंथींचा मोठाच प्रभाव असतो. त्यांनी वाढीशी संबंधित संप्रेरकांचा स्त्राव वाढवल्यास अगदी मध्यम वयातसुद्धा आपले हात, पाय आणि जबड्याची वाढ व्हायला लागते आणि काही वेळा तर ती राक्षसी स्वरूपाची असते. अशा अनैसर्गिक वाढीमुळे व्यक्ती विचित्र तर दिसतेच, पण त्यामुळे शरीर जून होण्याची प्रक्रियासुद्धा झपाट्यानं होऊन एखादी तरुण व्यक्ती काही महिन्यांतच वृद्ध होऊ शकते.

एकदा चित्रपटात हिरो बनू इच्छिणाऱ्या एका देखण्या तरुणाच्या बाबतीत ही समस्या उद्भवली. त्यानंतर थोड्याच कालावधीत तो तरुण राक्षसासारखा भयंकर आणि भलामोठा झाला. शेवटी मुंबईच्या चित्रपटसृष्टीतल्या भयपटांमध्ये नकारात्मक भूमिका करण्याची वेळ त्याच्यावर आली. तो वयाच्या चाळीशीतच मृत्यू पावला असं मी ऐकलं.

इतर सर्व ग्रंथींवर हुकुमत गाजवणाऱ्या या पिट्युटरी ग्रंथी स्वत:सुद्धा पूर्णपणे स्वतंत्र नसतात. त्यांच्यावर हायपोथॅलॅमसचं नियंत्रण असतं आणि या हायपोथॅलॅमसवरसुद्धा आपल्या मन:स्थितीचा प्रभाव असतो. अशाप्रकारे परिपूर्ण, निखळ सौंदर्यासाठी उत्तम मानसिक आरोग्य आणि ग्रंथींचं कार्य निर्दोष असणं अत्यंत आवश्यक आहे.

खाली दिलेली योगासनं त्यांच्या जोडीनं ध्यानधारणाही केल्यास ग्रंथींचं कार्य सुरळीत करतात.

सूर्यनमस्कार

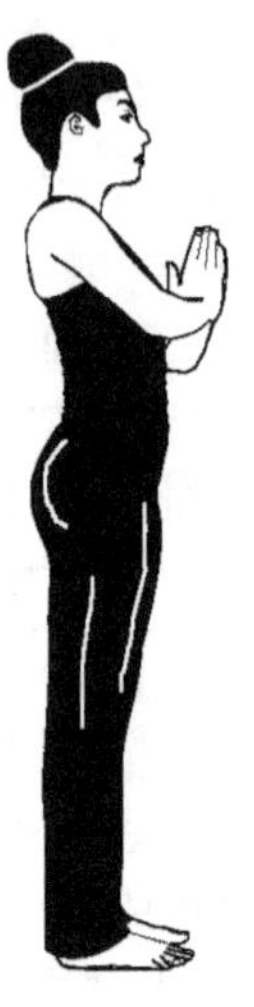

इतर अनेक गोष्टींबरोबरच, सिबॉशियस ग्रंथींसाठीसुद्धा सूर्यनमस्कार उत्कृष्ट ठरतात. दररोज उगवत्या सूर्याकडे तोंड करून १०-१२ सूर्यनमस्कार घालायला हवेत. त्यानंतर आलेला घामही अंगावरच चोळावा. यामुळे त्वचेचे विकार नाहीसे होतात.

पश्चिमोत्तानासन (यकृत)

कृती :

- पाय सरळ समोर लांब करून बसा.
- आता श्वास आत घेत दोन्ही हात वर करा.
- आता श्वास सोडत, हात खाली आणा आणि पुढे वाकून पायांचे अंगठे धरा. अंगठे धरणं शक्य होत नसेल, तर घोटे किंवा पोटऱ्या धरल्या तरी चालेल.
- ही स्थिती काही काळ टिकवून ठेवा आणि श्वासोच्छ्वास सर्वसाधारणच करा.
- आसनाच्या अंतिम स्थितीमध्ये राहण्याचा कालावधी काही सेकंदांपासून हळूहळू वाढवत एक मिनिटापर्यंत न्या.
- आता श्वास घेत हात वर करा आणि शरीर सरळ करा.
- श्वास सोडत हात पायांवर ठेवा.

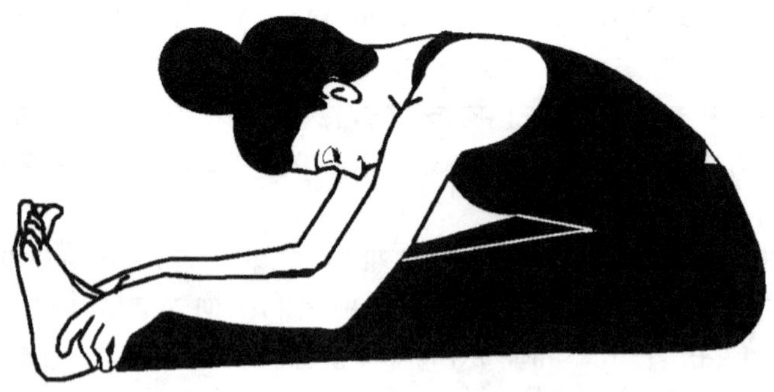

तोलांगुलासन (यकृत)

कृती :

- पद्मासनात बसा.
- पायाची मांडी तशीच ठेवून पाठीवर झोपा.
- दोन्ही हात नितंबांखाली ठेवा.
- शरीराला कोपरांपासून पुढच्या हातांचा आधार देत पाय वर उचला.
- आता श्वास घेत मान पुढे वाकवा आणि हनुवटी छातीवर दाबा.
- शक्य होईल तेवढा वेळ हीच स्थिती टिकवून ठेवा.
- आता मान उचला, श्वास सोडा आणि पूर्वस्थितीत या.
- हीच संपूर्ण कृती पाच वेळा करा.

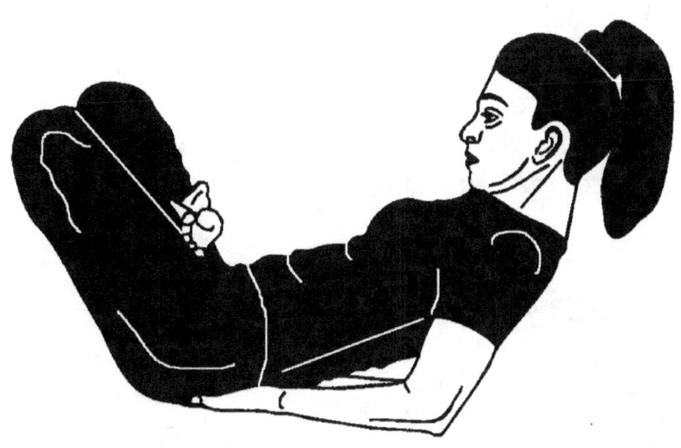

कंध्रासन (सर्व ग्रंथी)

कृती :

- पाठीवर निजा.
- आता पाय गुडघ्यांतून वाकवा आणि तळपाय जमिनीवर नितंबांच्या बाजूला पूर्ण टेका.
- हातांनी पायांचे घोटे धरा.
- एक दीर्घ श्वास घ्या.
- आता डोकं आणि खांदे जमिनीवरच ठेवून फक्त कंबर वर उचला.
- याच स्थितीत काही वेळ रहा.

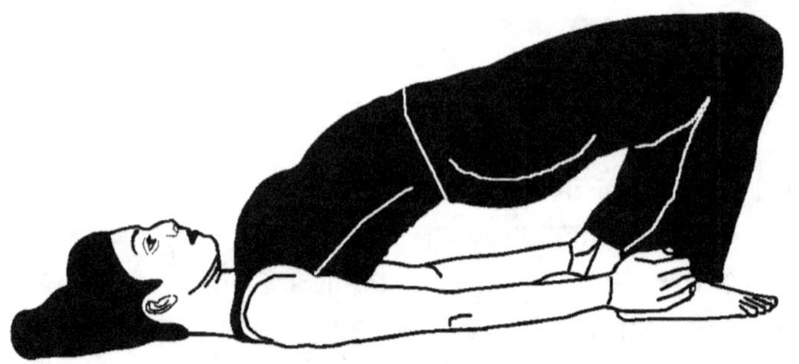

- आता श्वास सोडत कंबर खाली करा.
- हीच संपूर्ण कृती पाच वेळा करा.

भूमीपादमस्तकासन (पिट्युटरी ग्रंथी)

कृती :

- वज्रासनात बसा.
- दोन्ही हात समोर साधारण दोन फुटांच्या अंतरावर ठेवा.
- आता गुडघे आणि हातांच्या साहाय्यानं चतुष्पाद प्राण्याप्रमाणे उभे रहा. कमरेच्या वरचं शरीर जमिनीशी समांतर ठेवा.

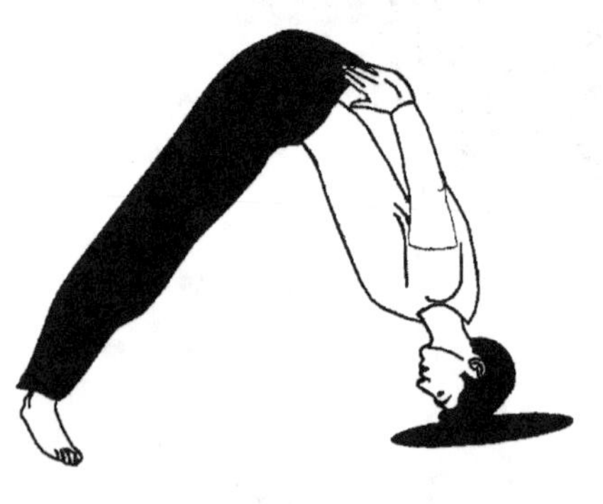

- आता एखादी जाड चादर वा रजईची घडी हातांच्या मधल्या जागेत ठेवून त्यावर डोकं टेकवा.
- डोकं आणि पाय यांच्या साहाय्यानं शरीराची त्रिकोनाकृती करा.
- हात जमिनीवरून काढून पाठीमागे घ्या आणि उजव्या हाताचं मनगट डाव्या हाताने धरा.
- सहज शक्य असेल तेवढा वेळ याच स्थितीत रहा.
- आता शरीर खाली घेऊन शंखासनात या.
- दोन मिनिटांनंतर शवासनात पडून रहा.

वृद्धत्व प्रक्रिया लांबवण्याचे सर्वोत्तम व्यायामप्रकार

मुद्रा आणि बंध, या दोन गोष्टी वृद्धत्व येण्याची प्रक्रिया लांबवण्यासाठी सर्वोत्तम आहेत असं हठयोग सांगतो. तो मंत्र असा :

महामुद्रा महाबंधो महावेधश्च खेचरी ।
उडीयानं मूलबंधश्च बंधो जालंधराभिध: ॥

करणी विपरीताख्या वज्रोली शक्तिचालनम् ।
इदं हि मुद्रादशकं जरामरणनाशनम् ॥

अर्थात महामुद्रा, महाबंध, महावेध, खेचरी, उड्डीयान, मूलबंध, जालंधर बंध, विपरीत करणी, वज्रोली आणि शक्तिचालनम् या दहा मुद्रा वृद्धत्व आणि गृत्यूला दूर ढकलणाऱ्या आहेत.

मुद्रा आणि बंध, या दोन गोष्टी हठयोगाचे व्यवच्छेदक आणि महत्त्वाचे भाग आहेत. त्या सर्वसाधारण योगासनां- सारख्या भासत असल्या तरी त्यांची कार्य वेगळी आहेत. योगासनं कोंडलेली ऊर्जा मोकळी करतात, तर बंध ऊर्जेला शरीरात कोंडून ठेवतात आणि मुद्रा त्या ऊर्जेला योग्य दिशा देऊन तिला शरीराच्या विशिष्ट भागांमध्ये पोहोचवतात. आसनं, बंध आणि मुद्रा एकत्रितपणे आणि सुसंवादाने इच्छित परिणाम देतात.

महामुद्रा

- दोन्ही पाय समोर सरळ लांब करून बसा.
- आता डावा पाय गुडघ्यातून वाकवून त्याची टाच सीवनी (Perineum - गुदद्वार आणि

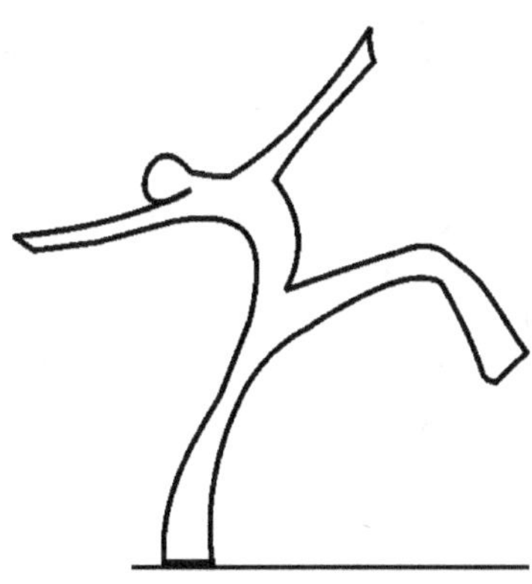

लिंगाची खालची बाजू, यांच्या मधला शिवणीसारखा भाग. मूलाधार चक्र इथे असतं.) वर दाबून ठेवा.

- आता जीभेला घडी घाला. (खेचरी)
- एक दीर्घ श्वास घ्या.
- आता श्वास सोडत पुढे वाका आणि दोन्ही हातांनी उजव्या पायाचा अंगठा धरा.

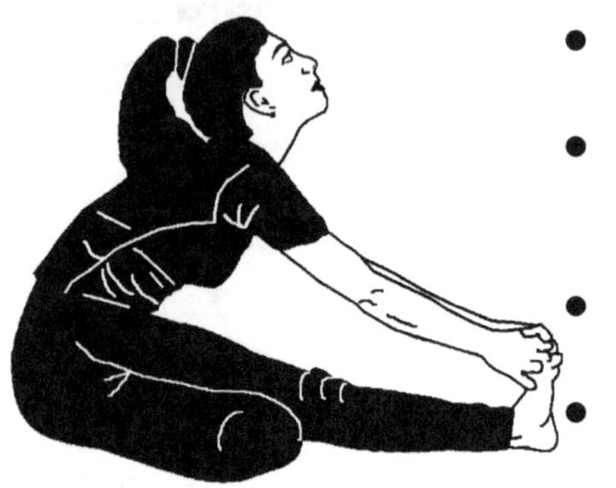

- सावकाश श्वास घेत मान मागे करून वर बघा.
- दोन्ही डोळ्यांची बुब्बुळं एकत्र आणून भुवयांच्या मधल्या बिंदूकडे बघा.
- सीवनीच्या स्नायूंचं आकुंचन करा.
- आता श्वास रोधून ठेवा आणि याच स्थितीत सहज शक्य असेल तेवढा वेळ रहा.

खालील प्रकारे मुद्रेतून बाहेर याः

- डोळे बंद करा.
- सीवनीचं आकुंचन शिथिल करा.
- मान खाली करून डोकं सामान्य स्थितीत आणा आणि श्वास सोडा.
- थोडा वेळ विश्रांती घ्या आणि वरील सर्व कृती पुन्हा करा.
- अशी पाच आवर्तनं करा.

त्यानंतर उजवा पाय दुमडून वरील संपूर्ण कृती तीन वेळा करा.

मुद्रेच्या अंतिम स्थितीत मनातल्या मनात एकेका चक्राचं नाव घेत आज्ञा, विशुद्धी, अनाहत, मणिपुर, स्वाधिष्ठान आणि मूलाधार - त्यांच्यावर तुमची जाणीव फिरवा.

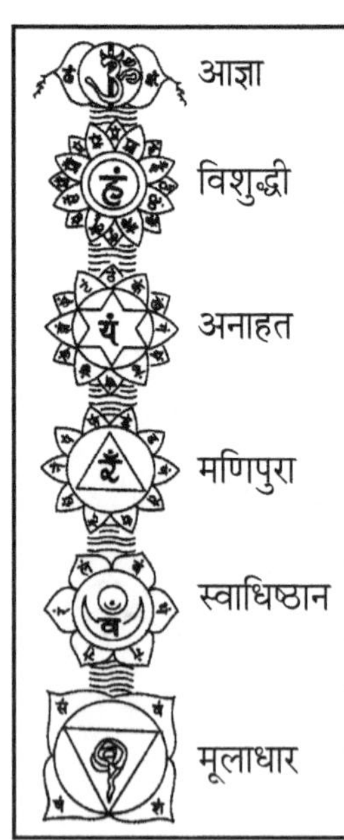

जालंधर बंध

- पद्मासन घालून बसा.
- दोन्ही हात त्या त्या पायाच्या गुडघ्यावर ठेवा. तळहात जमिनीच्या दिशेला करा.
- आता हळूवारपणे आणि दीर्घ श्वास आत घ्या.
- श्वास आतच रोधत मान खाली करून हनुवटी छातीला टेकवा.
- हात सरळ ताठ करून खांदे वर उचला.
- याच स्थितीत सहज शक्य असेल तेवढा वेळ रहा.
- नंतर खांदे खाली सामान्य स्थितीत आणा.
- सावकाश श्वास सोडत मान वर करा.
- साधारणपणे एक मिनिट विश्रांती घ्या आणि बंध पुन्हा करा.
- ही संपूर्ण कृती पाच वेळा करा.

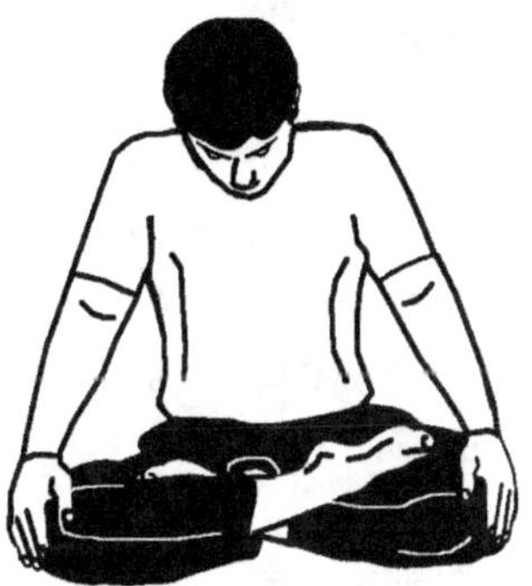

उड्डीयान बंध

- एखाद्या जाड चादरीवर पद्मासन घालून बसा.
- दोन्ही हात त्या त्या पायाच्या गुडघ्यावर ठेवा.
- एक दीर्घ श्वास घ्या.
- ओठ किंचित दुमडून तोंडातून श्वास सोडा. मान वाकवून जालंधर बंधातल्याप्रमाणे खांदे वर उचला.
- पोट शक्य तेवढं आत घ्या.
- याच स्थितीत सहज शक्य असेल तेवढा वेळ रहा.
- आता पोट शिथिल सोडा.
- खांदे सैल सोडा.
- मान वर उचलून डोकं सामान्य स्थितीत आणा आणि मग श्वास घ्या.
- मिनिटभर विश्रांती घेऊन बंध पुन्हा करा.
- ही संपूर्ण कृती पाच वेळा करा. ज्यांचं शरीर कडक आहे, त्यांच्यासाठी उड्डीयानबंधाची आणखी एक कृती आहे, जी उभ्याने पण करता येते.

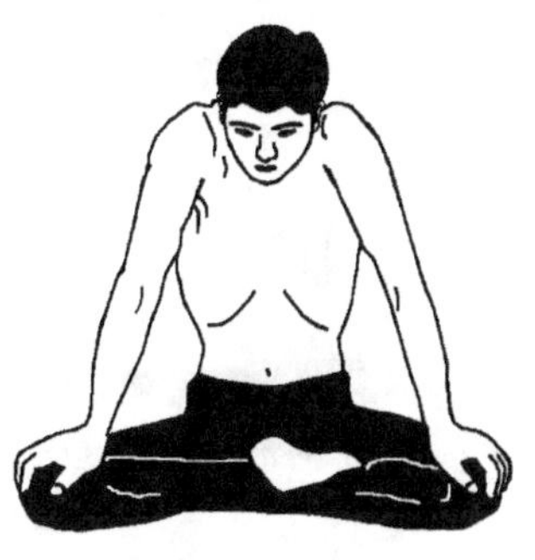

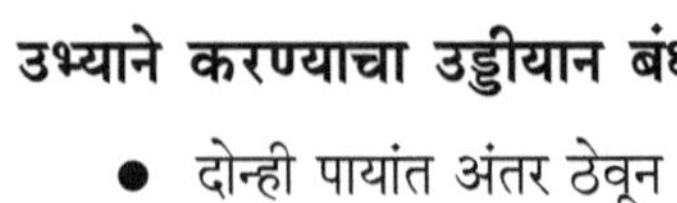

उभ्याने करण्याचा उड्डीयान बंध

- दोन्ही पायांत अंतर ठेवून उभे रहा.
- हात कोपरांतून वाकवून मांड्यांवर ठेवा.
- पाठीचा कणा सरळ ठेवून किंचित वाकवा.
- आता एक दीर्घ श्वास घ्या आणि वर दिलेल्या पद्धतीनं बंधाची संपूर्ण कृती करा.

मूलबंध

या बंधामध्ये मूलाधार चक्राचं - आपल्या मेरूदंडाच्या सहा ऊर्जकेंद्रांपैकी सर्वांत खालच्या बाजूचं चक्र - आकुंचन करायचं असतं. सीवनीमध्ये मेरूदंडाच्या टोकाजवळ असलेलं मूलाधार चक्र हे एक अत्यंत महत्त्वाचं चक्र आहे, कारण आपले प्राण (चेतना) आणि शक्ती यांचा मूलस्रोत असणारी कुंडलिनी या ठिकाणी वास करून असते असं मानलं जातं. या बिंदूचं आकुंचन केल्यास त्यातून प्राण किंवा चेतना बाहेर पडते आणि ही चेतना मग सर्व शरीरभर पसरून शरीरातल्या जून झालेल्या पेशींना शिथिल करते आणि त्यांना नवसंजीवनी देते.

कृती :

- पद्मासन, सिद्धासन किंवा सुखासनासारख्या एखाद्या ध्यानासनात बसा.
- दोन्ही हात गुडघ्यांवर ठेवा आणि तर्जनी व अंगठा जोडा.
- आता जालंधर बंध करा.
- आपल्या मूलाधार चक्रावर लक्ष केंद्रित करा.
- आता मूलाधार चक्राचं किंचित आकुंचन करा आणि थोडा वेळ तसंच थांबा. आता अजून थोडं आकुंचन करा आणि थांबा.

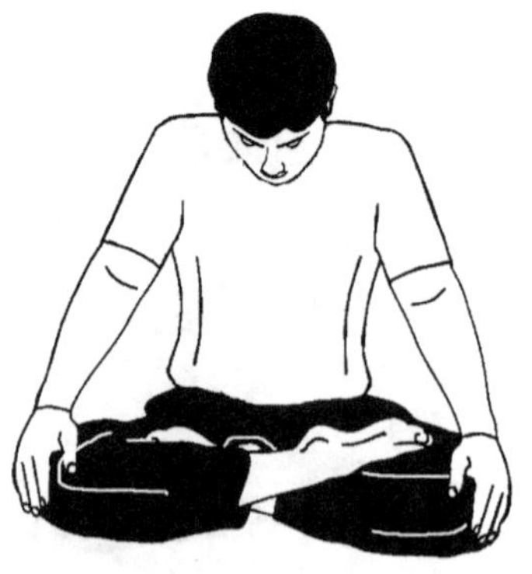

- अशा रीतीनं मूलाधार चक्राच्या संपूर्ण भागाचं आकुंचन होईपर्यंत हे करत रहा.
- आकुंचन स्थिती शक्य तेवढा वेळ धरून ठेवा आणि श्वासोच्छ्वास सामान्य गतीनं करत रहा.
- ही संपूर्ण कृती पाच वेळा करा.

महाबंध

महाबंधाचा शब्दश: अर्थ आहे मोठा बंध. याच्या कृतीमध्ये तीनही बंधांचा समावेश होतो आणि हा प्रत्येक चक्राचे फायदे अधिक मोठ्या प्रमाणात देतो. शरीराचा नाश होण्याची प्रक्रिया टाळण्याचं कार्य हा बंध अत्यंत परिणामकारकरित्या करतो.

कृती :

- पद्मासनात बसा.
- सावकाशपणे एक दीर्घ श्वास घ्या आणि तो तोंडावाटे सोडा. शक्य तेवढी हवा शरीरातून काढून टाकण्याचा प्रयत्न करा.
- मान खाली करून जालंधर बंध करा.
- मूलबंधामध्ये केल्याप्रमाणे सीवनीचं आकुंचन करा.
- पोट आत घेऊन उड्डियान बंध करा.
- याच स्थितीत सहज शक्य असेल तेवढा वेळ रहा.
- आता सीवनीचं आकुंचन सोडून द्या, मग पोट सैल सोडा, मग खांदे आणि सर्वात शेवटी डोकं वर उचला आणि श्वास घ्या.
- साधारण मिनिटभर विश्रांती घ्या.
- ही संपूर्ण कृती पाच वेळा करा.

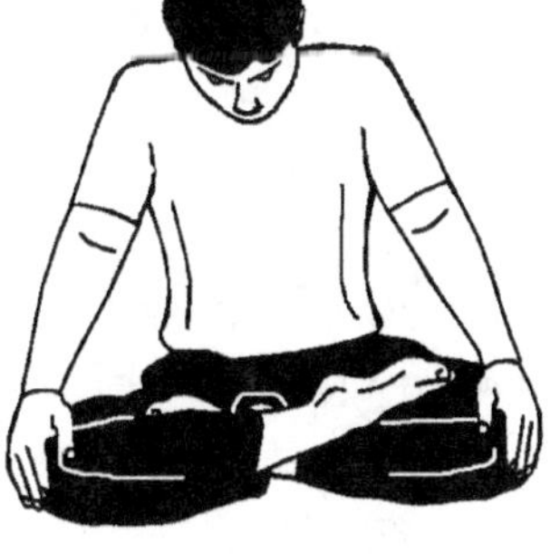

वज्रोली

ही मुद्रा नपुंसकता आणि प्रोस्टेट ग्रंथीचे सगळ्या प्रकारचे विकार टाळते आणि बरे करते.

कृती :

- वज्रासनात बसा.
- शरीर शिथिल करा.
- मूत्रमार्गावर लक्ष केंद्रित करा.
- एक दीर्घ श्वास घ्या आणि मूत्रमार्ग आवळा (लघवी दाबण्यासाठी जे स्नायू आपण आवळतो आणि ज्याप्रकारे ते आवळतो त्याप्रमाणे कृती करा.)
- त्याच स्थितीत सहज शक्य असेपर्यंत थांबा.

- आता श्वास सोडा आणि स्नायू शिथिल करा.
- हीच कृती तीन ते पाच वेळा करा आणि हळूहळू ही संख्या दहापर्यंत वाढवत न्या.

खेचरी

योगशास्त्रानुसार आपल्या टाळूमध्ये असलेल्या बिंदूचक्रामध्ये तारुण्याचा रस - अमृत तयार होतो. हे अमृत जेव्हा तयार होऊन खाली ओघळतं, तेव्हा ते घशामधून खालच्या चक्रांच्या उष्णतेमध्ये जाऊन नष्ट होतं, पण त्याचा प्रवाह नाकाच्या पोकळीत (नासिका) थांबवला, तर ते रक्तात मिसळून शरीरात पसरतं आणि साधकाला त्याचे आश्चर्यजनक फायदे मिळतात. असं म्हणतात की योगी पुरुषानं आपली जीभ अगदी अर्धा सेकंदच आपल्या नाकाच्या पोकळीत ठेवण्यात यश मिळवलं, तर त्याची सर्व आजार, वार्धक्य आणि मृत्यूपासून सुटका होते.

प्राचीन परंपरेत या कार्यासाठी जीभ मुद्दाम लांब केली जात असे. मात्र ही प्रक्रिया किचकट आणि भरपूर वेळ लागणारी आहे आणि ती लहान वयातच सुरू करावी लागते. यामध्ये जिभेच्या खालच्या बाजूचे तुकडे वेळोवेळी आणि पद्धतशीरपणे कापले जातात. त्यानंतर जिभेची लांबी वाढवण्यासाठी तिला नियमित व्यायाम आणि दुधाची मात्रा दिली जाते. कालांतराने जिभेचा शेंडा मागे वळवून घशातून नासिकेत घालू शकण्याइतपत जीभ लांब होते.

वर दिलेल्या पद्धतीनं खेचरी मुद्रा करणं कदाचित जमणार नाही, पण जीभ मागे वळवून तिचा खालचा भाग टाळूला लावला तरी त्याचा खूप फायदा होतो.

महावेध मुद्रा

कृती :

- पाय लांब करून बसा.
- खेचरी मुद्रा करा.
- एक दीर्घ श्वास घ्या.
- आता श्वास सोडत पुढे वाका आणि पायांचे अंगठे धरा.
- जालंधर, उड्डियान आणि मूलबंध करा.
- त्याच स्थितीत, सहज शक्य असेपर्यंत थांबा.

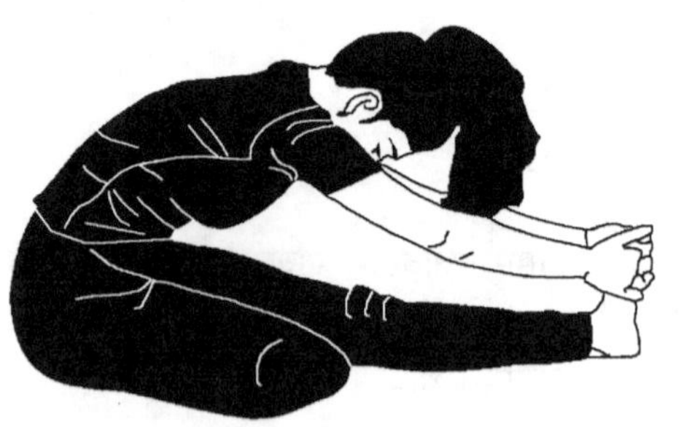

- मूल, उड्डियान आणि जालंधर मुद्रा सोडून द्या.
- श्वास घ्या.
- अशी तीन आवर्तनं करा.

विपरीत करणी मुद्रा

या मुद्रेतल्या शरीराच्या उलट्या स्थितीमुळे शरीरातील विविध रस डोक्याकडे वाहतात आणि बिंदूचक्राच्या अमृतरसात मिसळतात आणि त्यातून सगळ्या शरीरभर पसरतात.

कृती :

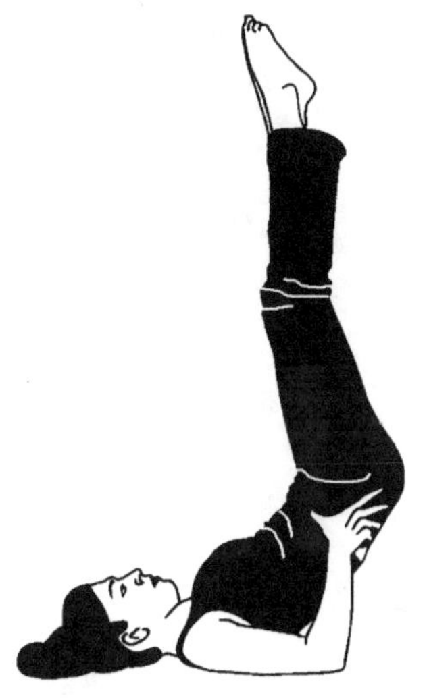

- पाठीवर निजा.
- कमरेपासून खालचं शरीर वर उचला.
- हातांनी वरच्या शरीराला आधार द्या.
- आता पाय सरळ वर करा.
- पाठ आणि कंबर जमिनीशी ४५ अंश कोनात ठेवा.
- श्वसन सामान्यपणे करत ही स्थिती शक्य तेवढ्या वेळ टिकवून ठेवा.
- नंतर पूर्वस्थितीत या.

शक्तीचालन

शक्ती म्हणजे ऊर्जा आणि चालन म्हणजे गती देणं. या मुद्रेमध्ये शक्तीला चालना देऊन तिची तीव्रता आणि संवेग (Momentum) वाढवले जातात.

कृती :

- डावी नाकपुडी बंद करून उजव्या नाकपुडीतून एक दीर्घ श्वास घ्या.
- श्वास आतच रोखून ठेवा आणि सिवनीचं आकुंचन करा.
- सहज शक्य असेपर्यंत याच स्थितीत थांबा.

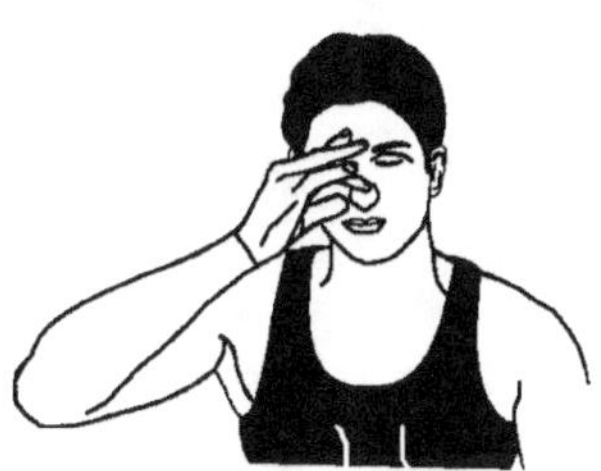

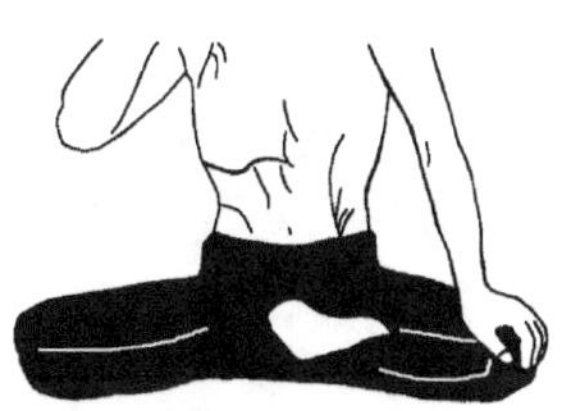

- आता दीर्घ श्वास बाहेर सोडा.
- मान खाली करून जालंधर आणि उड्डियान बंध करा.
- पोटाच्या उजव्या आणि डाव्या बाजूचे उभे स्नायू (Rectus Abdomini) मोकळे करा आणि दहा वेळा घड्याळाच्या तर दहा वेळा विरुद्ध दिशेनं फिरवा. याला नौली असं म्हणतात.
- आता आधी उड्डियान आणि मग जालंधर बंध सोडून द्या.
- मान वर उचला आणि श्वास घ्या.
- थोडी विश्रांती घेऊन संपूर्ण कृती पुन्हा करा.
- हळूहळू या आवर्तनांची संख्या पाचपर्यंत न्या.

आभा वाढवणारे योगप्रकार

सौंदर्य वाढवणारी एक अत्यंत उत्तम गोष्ट म्हणजे ऑक्सिजन किंवा प्राणवायू. प्राणवायूमुळे आपल्या कांतीला जे तेज लाभतं, ते इतर कुठल्याही सौंदर्यप्रसाधनाला शक्य नाही. प्राणवायूचा हा परिणाम लगेच दिसूनही येतो. तुम्ही मोकळ्या हवेत भराभर चालत एक लांब फेरफटका मारून आलात तर तुमचे डोळे चमकायला लागतात आणि गालही किंचित गुलाबी झाल्याचं तुम्हाला जाणवेल. म्हणूनच आजकाल जगभर ऑक्सिजन पार्लर्सचं पेव फुटलेलं आहे.

पण प्राणवायू सहज उपलब्ध आहे, म्हणून तो आपल्या शरीरव्यवस्थेत सहजच शोषला जातो असं मात्र नाही, अन्यथा दमेकरी आणि अति धूम्रपान करणाऱ्या लोकांना वेळोवेळी तडफडावं लागलंच नसतं. प्राणवायू शरीरव्यवस्थेत शोषला जाण्याची प्रक्रिया आपल्या श्वसनसंस्थेचं आरोग्य आणि आपली श्वसनाची पद्धत यावर अवलंबून असते.

आपली फुफ्फुसं ही अल्वियोली (Alvioli) नावाच्या हवेच्या छोट्या-छोट्या अगणित पिशव्यांनी बनलेली आणि भुसभुशीत स्वरूपाची असतात. हवेच्या या छोट्या-छोट्या पिशव्या श्वासाबरोबर ताजी हवा आणि प्राणवायू आत घेण्यासाठी प्रसरण पावतातआणि उच्छवासाबरोबर कार्बन डाय ऑक्साईड बाहेर सोडताना आकुंचन पावतात. आपल्या श्वसनमार्गामध्ये आतून सिलिया (Cilia) नावाची बारीक केसांची लव असते. हे केस आत येणाऱ्या हवेतील अशुद्ध कण अडवून हवेला शुद्ध करतात आणि बाहेर जाणाऱ्या हवेत ते कण परत

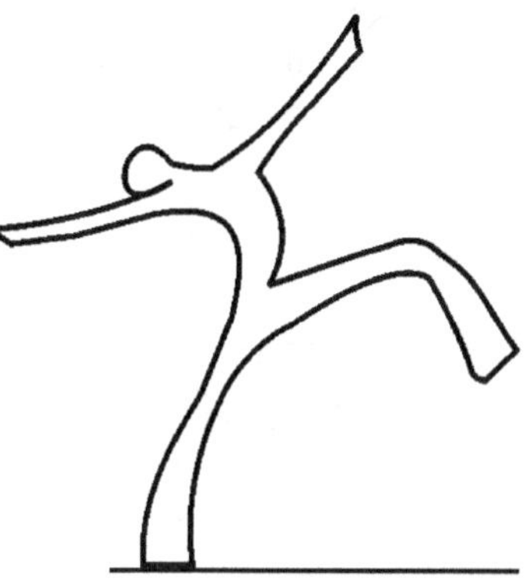

सोडून त्यांना शरीराबाहेर फेकतात. श्वसनसंस्थेमध्ये बिघाड होऊन अतिरिक्त प्रमाणात श्लेष्म किंवा कफ (Mucus) निर्माण होत असेल, तर तो या केसांना चिकटून बसतो आणि त्यांचं कार्य करू देत नाही. निकोटिनच्या धुरामुळेसुद्धा ही लव शक्तीविहीन होते. त्यामुळे हवेतले अशुद्ध कण विनाअटकाव सरळ फुफ्फुसांमध्ये दाखल होतात. तिथे ते हवेच्या लहान-सहान मार्गिकांना बंद करतात आणि फुफ्फुसांच्या पेशींना इजा पोहोचवतात. अशा क्षतिग्रस्त हवेच्या पिशव्यांची लवचिकता कमी होते आणि श्वास बाहेर सोडताना त्या हव्या तितक्या आकुंचन पावत नाहीत. परिणामत:, कार्बन डाय ऑक्साईड त्यांच्यात अडकून राहतो आणि त्यामुळे प्राणवायूही कमी प्रमाणात आत येतो.

हलक्या श्वासोच्छ्वासामध्ये फुफ्फुसांच्या फक्त वरच्या भागाचाच वापर होतो. त्यामुळेसुद्धा शरीराला प्राणवायूची कमतरता भासू शकते. उथळ, हलका श्वासोच्छ्वास करण्याची सवयच पडली, तर फुफ्फुसांचा खालचा भाग आणि त्यातल्या पातळ पडद्याचा (Diaphragm) वापरच कधी होत नाही. वापर आणि पर्यायानं व्यायाम न घडल्यामुळे हे भाग कमकुवत, शक्तीहीन बनतात आणि हालचाल करू शकत नाहीत. हालचालीच्या सततच्या अभावामुळे त्या भागांमध्ये शिळी हवा भरून राहते आणि या शिळ्या हवेमुळे अनारोग्य, तसंच निस्तेजपणा उत्पन्न होतो.

उथळ श्वासोच्छ्वासाइतकाच जलद श्वासोच्छ्वासही चूकच. आत आलेल्या हवेतून प्राणवायू रक्तात मिसळायला आणि रक्ताताला कार्बन डायऑक्साईड फुफ्फुसांमध्ये यायला काही वेळ लागतोच, म्हणूनच सावकाश आणि दीर्घ श्वसन तसंच स्वच्छ श्वसनसंस्था, या दोन गोष्टी प्राणवायूच्या रूपातल्या सुंदर नैसर्गिक देणगीच्या योग्य उपयोग होण्यासाठी खूप महत्त्वाच्या आहेत. योगसाधनेमुळे श्वसनप्रक्रियेतील सर्व घटकांना व्यायाम आणि ताकद मिळते आणि त्याचबरोबर योग्य पद्धतीनं श्वसन करण्याची सवयही लागते, त्यामुळे आपलं आरोग्य आणि सौंदर्य वाढवण्याच्या दृष्टीनं शरीरव्यवस्थेत योग्य तितका प्राणवायू शोषला जातो.

यासाठी खाली दिलेली आसनं आणि प्राणायाम खूप उपयुक्त आहेत. (तुम्हाला श्वसनसंस्थेशी संबंधित काही समस्या असल्यास आधी तज्ज्ञांचा सल्ला अवश्य घ्या.)

मत्स्यासन

- पद्मासनात बसा.
- पाठीला बाक देत मागे वाका. हातांच्या आधारे कमरेच्या वरचं शरीर डोकं जमिनीला टेकेपर्यंत मागे वाकवा.
- डोक्याखाली एखादी जाड चादर वा मऊ कापड घ्या.

- आता हातांनी तुमच्या पायांचे अंगठे धरा.
- श्वासोच्छ्वास सामान्यपणे चालू ठेवा.
- सहज शक्य असेपर्यंत याच स्थितीत थांबा.
- नंतर पूर्वस्थितीत या.
- पायांची घडी सोडा आणि शवासनात निजून रहा.

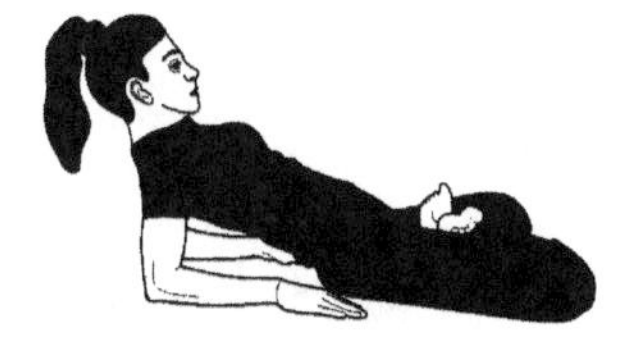

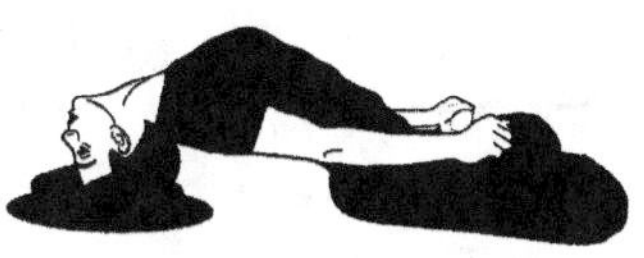

ज्या लोकांना पद्मासन घालणं शक्य नाही, ते मत्स्यासन खाली दिलेल्या पद्धतीनं करू शकतील.

कृती :

- दोन्ही पाय समोर लांब करून बसा.
- डावा पाय गुडघ्यातून वाकवून उजव्या पायापाशी आणा.
- वर सांगितलेल्या पद्धतीनं मागे वाका.

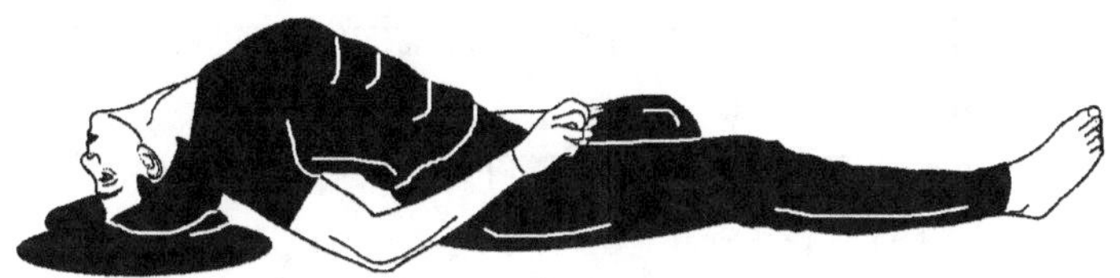

- सहज शक्य असेपर्यंत याच स्थितीत थांबा.
- नंतर उठून बसा.
- आता पाय बदलून हीच संपूर्ण कृती करा.

काही लोकांना पायही वाकवता न येण्याइतकं त्यांचं शरीर कडक असतं. त्यांच्यासाठी खाली सर्वांत सोपी पद्धत दिलेली आहे.

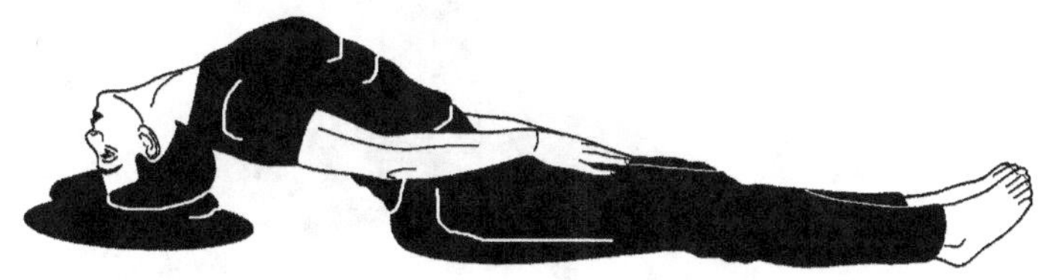

कृती :

- पाय समोर लांब करून बसा.
- पाठीला बाक देऊन मागे वाका आणि डोकं जमिनीवर टेकवा.
- हात मांड्यांवर ठेवा आणि सहज शक्य असेपर्यंत याच स्थितीत थांबा.
- श्वासोच्छवास सामान्यपणे चालू ठेवा.

भस्त्रिका

या प्राणायामामुळे फुफ्फुसामध्ये साठलेले शिळे वायू बाहेर टाकले जातात आणि त्यामध्ये ताजी, शुद्ध हवा भरली जाते. त्याचबरोबर श्वसनसंबंधित स्नायूंनाही व्यायाम मिळून त्यांची ताकद वाढते.

कृती :

- ध्यानमुद्रेत बसा.
- डाव्या हाताची ज्ञानमुद्रा करून तो डाव्या गुडघ्यावर ठेवा.
- उजव्या हाताची तर्जनी आणि मधलं बोट दोन्ही भुवयांच्या मधल्या जागेवर टेकवा.
- आता उजव्या हाताच्या अंगठ्यानं उजवी नाकपुडी बंद करा आणि डाव्या नाकपुडीतून २० वेळा भात्यासारखं जलद श्वसन करा.
- नंतर अनामिकेनं डावी नाकपुडी बंद करून असंच जलद श्वसन उजव्या नाकपुडीतून करा.
- हात नाकावरून काढा आणि आतासारखंच जलद श्वसन एकदम दोन्ही नाकपुड्यांमधून करा.
- यामध्ये श्वास घेणं आणि सोडणं या दोन्ही क्रिया सारख्या आणि ठरवून करा.

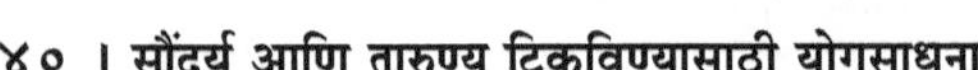

केवळ स्वच्छ शरीरव्यवस्थाच नितळ आणि तेजस्वी कांती देऊ शकते. पांढऱ्या फुग्यामध्ये काळ्या रंगाचं पाणी भरल्यास तो ज्याप्रमाणे शुभ्र दिसणार नाही, तद्वतच, लहान आणि अर्धपारदर्शक फुग्यांसारख्या असणाऱ्या आपल्या त्वचेच्या पेशी त्यामध्ये मलिन द्रव्य असल्यास मलिनच दिसतात.

अन्न, पाणी आणि हवेद्वारे निरनिराळी प्रदूषकं आपल्या शरीरात सतत प्रवेश करत असतात. धोकादायक बाह्य पदार्थ बाहेर फेकण्याची स्वत:चीच एक कार्यप्रणाली आपल्या शरीरात असतेच, पण तिच्या क्षमतेपेक्षा जास्त प्रदूषकं शरीरात जमा झाल्यास तिचं हे कार्य परिणामकारकरित्या होऊ शकत नाही. ही अतिरिक्त प्रदूषकं मग त्वचेसहित शरीराच्या सर्वच पेशींकडे साठवून ठेवण्याकरता पाठवली जातात. फक्त अवांछित रसायनांचाच विचार केला, तरी वर्षभरात अर्धा पाऊंड (सुमारे पाव किलो) अशी रसायनं आपल्या शरीरात जमा होतात.

शरीरातली सगळी विषारी द्रव्यं काढून टाकणं हे एक कठीण काम असतं. दीर्घ काळाचा उपवास, निव्वळ फलाहार आणि खूप जास्त प्रमाणात पाणी पिणं, हे त्यासाठीचे काही मार्ग आहेत, पण शरीराच्या निर्विषीकरणाचा सर्वांत जलद आणि सर्वाधिक परिणामकारक मार्ग म्हणजे योगसाधना. यातील प्राणायामामुळे वायूरूपी विषारी द्रव्यांचा निचरा होतो, तर घनरूपी द्रव्यांचा निचरा करण्यासाठी गुरुशंख-प्रक्षालन, या योगिक शतक्रियेइतका प्रभावी मार्ग दुसरा नाही. गुरू म्हणजे मोठा, आणि

तेज वाढवणारे योगप्रकार

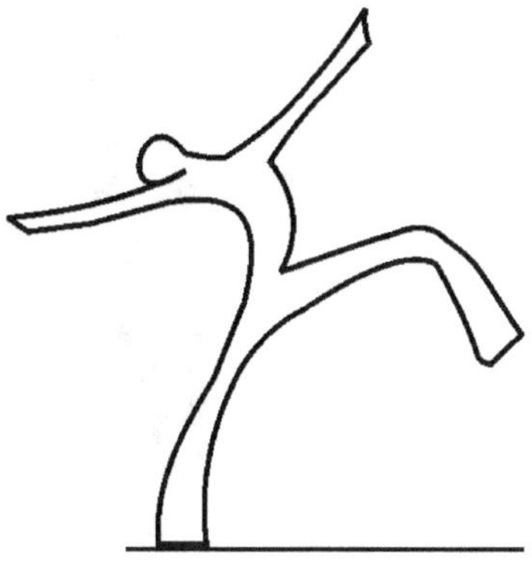

प्रक्षालन म्हणजे धुणे. यात आपल्या आतड्याची तुलना शंखाशी केली आहे. शंख जसा त्याच्या विशिष्ट रचनेमुळे आतून संपूर्ण कानाकोपऱ्यांतून स्वच्छ करायला अवघड असतो, तसंच काहीसं आपल्या आतड्यांचं असतं.

गुरुशंखप्रक्षालन सर्वसाधारणपणे वर्षातून एकदा हिवाळ्याच्या थोडं आधी किंवा थोडं नंतर केलं जातं. कडक हिवाळा वा कडक उन्हाळा आणि पावसाळ्यात याचा प्रयोग करू नये. या क्रियेत प्रचंड प्रमाणात पाणी पिण्याद्वारे आतड्यांमध्ये जमा झालेली घाण काढून टाकायची असते. ही संपूर्ण क्रिया पूर्ण होण्यासाठी चार ते पाच तास लागतात.

या शुद्धीकरण तंत्रामुळे पचनसंस्था, जी स्वतःच विषारी द्रव्यं तयार करणारा एक कारखाना असते, ती तर खळखळून धुतली जातेच, पण मिठाचं पाणी शरीरभर पसल्यामुळे शरीराच्या सर्वच भागांमधली रसायनं आणि इतर दूषित पदार्थही मोकळे होऊन रक्तात मिसळतात आणि आपल्या विविध अवयवांद्वारे शरीराबाहेर फेकले जातात. अशा प्रकारे शरीरातील सगळी प्रदूषकं बाहेर निघाल्यानंतर त्वचा स्वच्छ आणि टवटवीत दिसते आणि तिला मोत्यांसारखी एक वेगळीच झळाळीसुद्धा येते.

कृती : (*गुरुशंखप्रक्षालनाची* कृती एखाद्या तज्ज्ञाच्या मार्गदर्शनाखालीच करणं आवश्यक आहे.)

तीस ग्लास पाणी गरम करा. त्यातलं सहा ग्लास पाणी काढून एका वेगळ्या भांड्यात घ्या. त्यात ३ लहान चमचे (टेबलस्पून) मीठ घालून चांगलं विरघळून घ्या. त्यातून तीन ग्लास पाणी घटाघट पिऊन खालील आसनं प्रत्येकी आठ वेळा करा.

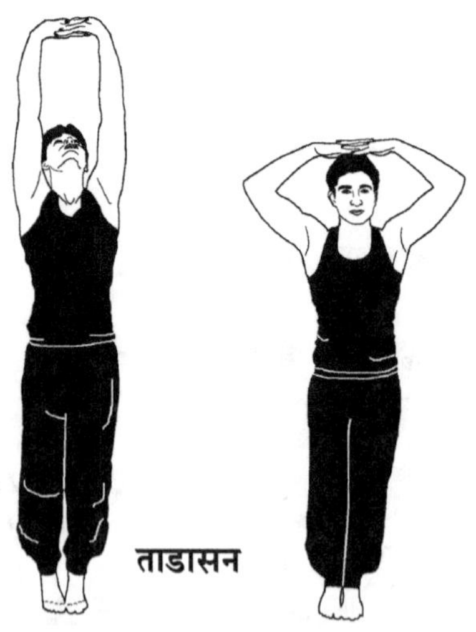

ताडासन

(ही कृती लघुशंखप्रक्षालनाप्रमाणेच आहे.) अधिक माहितीसाठी सदर लेखिकेचं 'व्यस्त आणि कार्यमग्न लोकांसाठी योगसाधना' हे पुस्तक पहा.

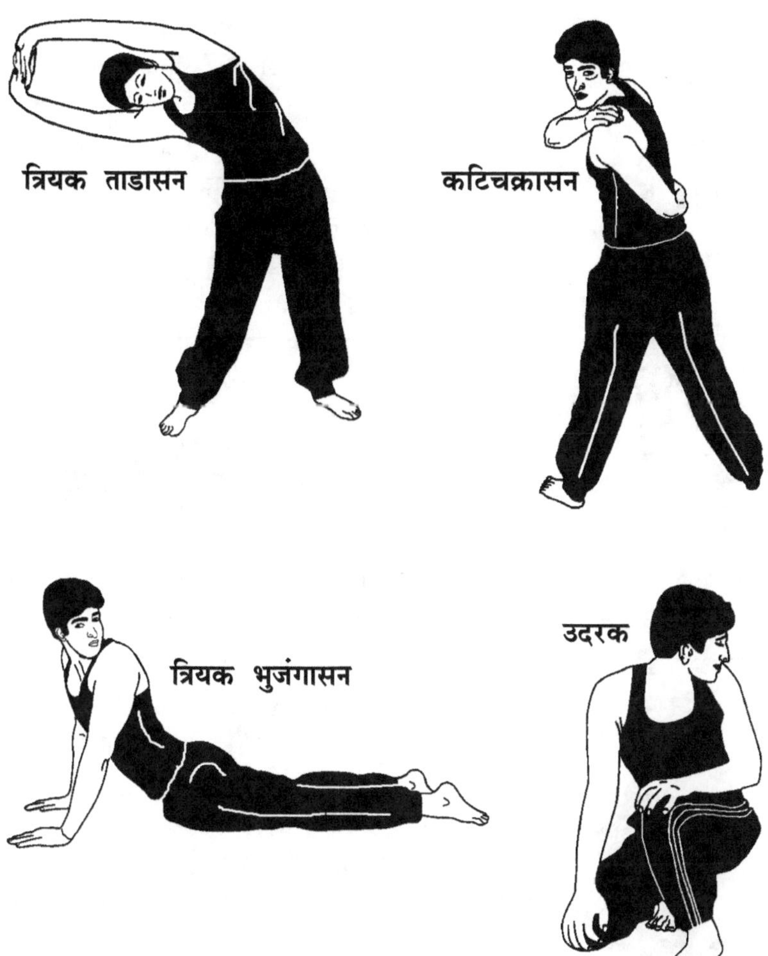

१. ताडासन
२. त्रियक ताडासन
३. कटिचक्रासन
४. त्रियक भुजंगासन
५. उदरक

आता आणखी दोन ग्लास पाणी घटाघट प्या आणि पुन्हा ही आसनं करा. आतापर्यंतची संपूर्ण कृती पुन्हा पहिल्यापासून करा.

शौचालयात जाऊन कोठा रिकामा करा. सामान्यत: या वेळेपर्यंत शौचाला जावे लागतेच, पण तुम्हाला तशी तीव्र इच्छा झाली नाही तर खालील आसनं करा.

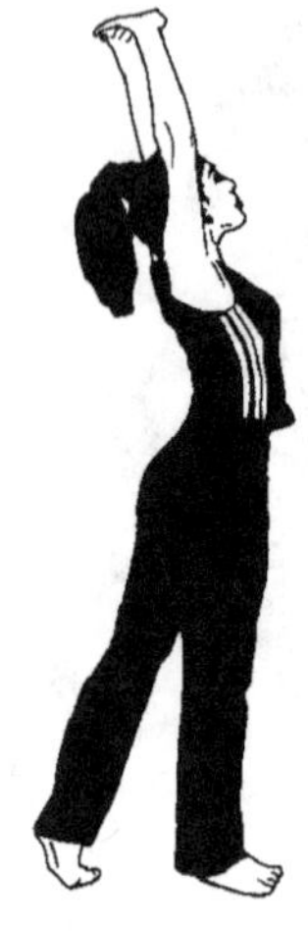

१. **चालते ताडासन :** दोन्ही हात पूर्णपणे वर ताणून पायाच्या चवड्यांवर उभे रहा. संपूर्ण शरीर ताणून काही वेळ चाला.

२. **रोल :** दोन्ही पाय जोडून सरळ लांब करून निजा. दोन्ही हात डोक्याच्या वर ताणून जोडा आणि जमिनीवर लोळण घ्या.

३. **काली आसन :** उकिडवं बसा. गुडघे

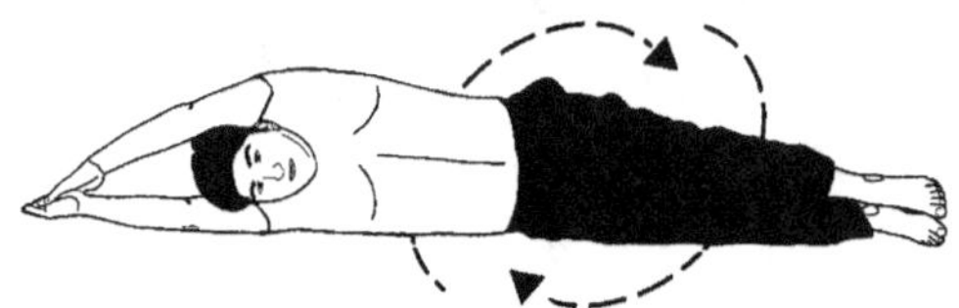

फाकवा. हातांचे कोपरे गुडघ्यांवर ठेवून अंगठे हनुवटीखाली टेकवा आणि मान वर करा. याच स्थितीत काही वेळ बसून रहा. स्थिती न बदलता शरीराला पुढे आणि मागे असा झोका घ्या. आता तुम्हाला नक्कीच शौचाला जावे लागेल.

इथून पुढे पुन्हा पुन्हा, दोन ग्लास मिठाचं (पहिल्या सहा ग्लास पाण्यामध्ये होतं, त्यापेक्षा कमी मीठ घाला.) कोमट पाणी प्या, वर सांगितलेली आसनं सांगितल्याप्रमाणे आणि सांगितल्या वेळी करा आणि शौचाला जा.

शौचावाटे स्वच्छ आणि निव्वळ पाणी पडेपर्यंत ही प्रक्रिया चालू ठेवा. या वेळपर्यंत तुमच्या आतड्यांमध्ये काहीही उरलं नसेल.

आता कुंजल आणि नेती करा. (पहा: व्यस्त आणि कार्यमग्न लोकांसाठी योगसाधना)

हे सर्व झाल्यानंतर शवासनात निजा आणि पंचेचाळीस मिनिटं विश्रांती घ्या.

४५ मिनिटांनंतर तुमच्या विश्रांतीच्या काळात नुकतीच (कुणीतरी) बनवलेली एक खास खिचडी तुम्ही खायची आहे. तांदूळ आणि

मसुरीच्या डाळीची ही खिचडी अगदी मऊ (आसट) शिजवलेली असावी आणि त्यात अजिबात मीठ नको. त्यात किमान १५० ग्रॅम तूप घाला आणि ती भरपेट अगदी जरा जास्त होईपर्यंत खा. हे खाणं तुम्ही अर्ध्या तासात संपवायचं आहे. खाणं झाल्यावर तीन तास विश्रांती घ्या. विश्रांती म्हणजे झोपू नका, फारसे कष्ट पडणार नाहीत इतपत हालचाल केली तरी चालेल.

या कालावधीत पाणी अजिबात पिऊ नका. फारच तहान लागली तर अर्धा चमचा पाण्यानं तोंड आणि घसा ओले करा. तीन तासांनंतर मात्र एक किंवा दोन ग्लास पाणी पिणं आवश्यक आहे.

संध्याकाळी पुन्हा दुपारसारखीच खिचडी ताजी शिजवून खा. यावेळी त्यात किंचित मीठ घातलं तर चालेल पण तूप अजिबात घालू नका. दुसऱ्या दिवशी सकाळची न्याहारी आणि दुपारच्या जेवणाला पुन्हा हीच खिचडी खा. रात्रीच्या जेवणात भात आणि मसुर वेगवेगळं शिजवून खाऊ शकता आणि जोडीला भाज्या उकडून खाऊ शकता.

या गुरुशंखप्रक्षालन क्रियेनंतरचा पहिला आठवडा फक्त तांदूळ, मसुरीची डाळ आणि काही विशिष्ट भाज्या खाण्यास परवानगी आहे. त्यामध्ये बटाटे, गाजर, घेवडा, कांदा, लसूण, आलं इ. भाज्या वर्ज्य आहेत. त्याचबरोबर फळं, दूध, दुधाचे पदार्थ, कच्च्या कोशिंबिरी, शेंगदाणे, वाटाणे, मद्य, अमली पदार्थ, आंबट पदार्थ आणि मांसाहारी पदार्थदेखील वर्ज्य आहेत.

दुसऱ्या आठवड्यात मिरची, मद्य, मांसाहारी पदार्थ आणि इतर मसालेदार पदार्थ सोडून इतर काहीही खाण्यास हरकत नाही. दोन आठवड्यानंतर हळूहळू तुम्ही तुमचं सर्वसाधारण अन्न पूर्ववत् खाऊ शकता. मात्र मिरच्या, मांसाहारी पदार्थ आणि खूप तळलेले पदार्थ खाणं आणखी दोन आठवडे टाळल्यास गुरुशंखप्रक्षालन क्रियेचे उत्तम परिणाम तुम्हाला मिळतील.

योगसाधनेमध्ये गुरुशंखप्रक्षालन ही एक मुख्य क्रिया समजली जाते. तिची तुलना एखाद्या मोठ्या शस्त्रक्रियेशी करता येईल. या क्रियेचे कायदेकानू काटेकोरपणे पाळले नाहीत, तर त्याचे गंभीर परिणाम होऊ शकतात, त्यामुळे ती तज्ज्ञांच्या मार्गदर्शनाखालीच केली पाहिजे. निदान पहिल्या वेळेला तरी नक्कीच. या क्रियेमध्ये काय करायचं आणि काय नाही, याला भिऊन अनेक लोक सहसा ही क्रिया करणं टाळतात पण गुरुशंखप्रक्षालनाचे फायदे इतके विविध प्रकारचे आणि सुंदर आहेत, की त्यात होणारा त्रास आपण आनंदानं सहन केला पाहिजे. शेवटी प्रत्येक गोष्टीची काही ना काही किंमत ही मोजावी लागतेच, नाही का?

◆

अल्लाउद्दिन आणि जादूचा दिवा, या कथेत अल्लाउद्दिन अजाणतेपणी तो दिवा घासतो आणि दिव्यातला राक्षस प्रकट होतो. राक्षस लहानग्या अल्लाउद्दिनसमोर वाकून उभा राहतो आणि त्याला म्हणतो, 'क्या हुक्म है मेरे आका? मालक, तुम्ही तुमची कोणतीही इच्छा सांगा, ती पूर्ण होईल.' आश्चर्यचकित झालेला तो लहानगा खायला मागतो आणि काय जादू, डोळ्याची पापणी लवते न लवते तोच सोन्या-चांदीच्या भांड्यांमध्ये एकापेक्षा एक स्वादिष्ट पक्वान्नं भरलेलं ताट त्याच्या समोर येतं. अल्लाउद्दिनला मग सर्वांत सुंदर राजकन्येशी लग्न करायचं असतं, तिच्यासमवेत रहायला एक राजवाडा हवा असतो आणि शत्रुसैन्याचा नि:पात करायचा असतो. दिव्यातला तो राक्षस निमिषार्धांत त्याच्या सगळ्या इच्छा पूर्ण करतो.

असाच एक दिव्यातला राक्षस आपल्यासमोरही हात जोडून उभा आहे. तोसुद्धा आपल्याला हवं ते देऊ शकतो. तो खरं तर सर्वांत मोठा आहे, पण हाय! आपण त्याचा काहीही उपयोग करून घेत नाही. तो त्याच्या दिव्यात अडकून पडलेला आहे आणि त्याला मोकळा करण्याचा साधा प्रयत्नही आपण करत नाही. हा राक्षस म्हणजे आपलं अंतर्मन आपल्या सगळ्या सामर्थ्याचा मूळ स्रोत. तो बिचारा आपल्या जाणिवेतल्या बाह्य मनात कोंडून पडलेला असतो.

जगभर अनेक लोकांनी वेळोवेळी नाव, प्रसिद्धी, यश आणि पैसा मिळवण्याकरता आपल्या मानसिक सामर्थ्याचा उपयोग केलेला

प्रकरण ९

सौंदर्य मिळवण्यासाठी योगप्रकार

आहे. कराटे, ज्युदोसारख्या स्वसंरक्षणात्मक युद्धकलांच्या अभ्यासकांनी आपल्या शस्त्रसज्ज प्रतिस्पर्ध्यांपासून स्वतःचा बचाव करण्याकरता त्याचा वापर केलेला आहे, महान संत-विभूतींनी पांगळ्या, अंध, बधिर आणि मूक लोकांना व्याधिमुक्त करण्यासाठी त्याचा उपयोग केलेला आहे आणि महान योग्यांनी हवेतून एखादी गोष्ट पैदा करण्यासाठी ते वापरलं आहे. आपण निदान आपल्या स्वतःसाठी आरोग्य, तारुण्य आणि सौंदर्य निर्माण करायला त्याचा वापर निश्चितच करू शकतो!

योगशास्त्रानुसार परिपूर्ण आरोग्य आणि सौंदर्यामागची अज्ञात शक्ती म्हणजे प्राण! -अचेतनात चेतना निर्माण करणारी जीवनशक्ती किंवा चैतन्य. या शक्तीला आपल्या मनानं चालना देण्यातून आपण अद्भुत गोष्टी करू शकतो. प्राण फक्त आपल्या शरीरातच नाही तर शरीराबाहेरसुद्धा अस्तित्वात असतात. ईप्सित परिणाम मिळवण्याकरता या अंतर्गत आणि बाह्य अशा दोन्ही प्राणांचा उपयोग केला जातो.

आंतरिक प्राण वाढवणं

कृती :

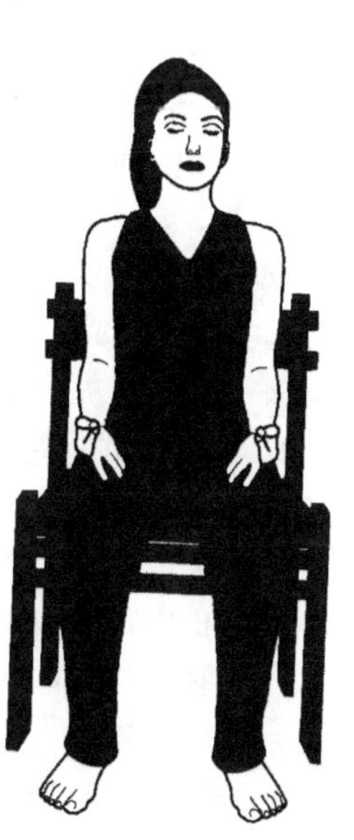

- पायांचे तळवे जमिनीवर संपूर्णपणे टेकतील अशा पद्धतीनं खुर्चीवर बसा.
- दोन्ही हातांचे अंगठे आणि तर्जन्या जोडा.
- हात मांड्यांवर ठेवा.
- डोळे बंद करा.
- श्वास घ्या. जमिनीतून प्राण तुमच्या उजव्या पायात शोषले जात आहेत, हे प्राण तुमच्या पायाच्या हाडांमधून संपूर्ण पायात पसरताहेत अशी कल्पना करा.
- काही वेळा हाच प्रयोग करा.
- अशाच पद्धतीनं डावा पाय, उजवा हात, डावा हात, शरीराचा कमरेच्यावरचा भाग आणि मस्तक, या क्रमानं प्रत्येक भागात प्राण पसरत आहेत अशी कल्पना करा.
- त्यानंतर, हे सर्व प्राण मनातल्यामनात तुमच्या मणक्याच्या खालच्या टोकाजवळ असलेल्या तुमच्या मूलाधार चक्राकडे न्या.
- तुमच्या संपूर्ण शरीरात परिपूर्ण आरोग्याचा दिव्य प्रकाश पसरलेला आहे अशी कल्पना करा.
- आता डोळे उघडा.

आंतरिक प्राणांना चालना देणं

कृती :

- ध्यानासनात बसा किंवा शवासनात निजा.
- डोळे बंद करा.
- तुमच्या श्वासावर लक्ष केंद्रित करा.
- श्वसन नैसर्गिक आणि उत्स्फूर्त असलं पाहिजे.
- आरोग्य, तारुण्य, सौंदर्य असं मनातल्यामनात काही मिनिटं घोकत रहा.
- आता खाली दिलेल्या पद्धतीनं श्वासोच्छ्वास करा.
- ७ अंक मोजून होईपर्यंत श्वास आत घ्या.
- १ अंक मोजेपर्यंत श्वास आत रोखून ठेवा.
- ७ अंक मोजून होईपर्यंत श्वास बाहेर सोडा.
- १ अंक मोजेपर्यंत श्वास बाहेरच रोखून ठेवा.
- हीच क्रिया काही मिनिटं करत रहा.
- श्वास घेणं, रोखणं, श्वास सोडणं आणि परत रोखणं याचं गुणोत्तर प्रमाण

६:३ - ६:३ असं करा. म्हणजे ६ अंक मोजून होईपर्यंत श्वास आत घ्या आणि तो ३ अंक मोजेपर्यंत आत रोखून ठेवा, तसंच ६ अंक मोजून होईपर्यंत श्वास बाहेर सोडा आणि तो ३ अंक मोजेपर्यंत बाहेर रोखून ठेवा. काही मिनिटं याप्रकारे श्वासाच्या नैसर्गिक प्रवाहावर लक्ष केंद्रित केल्यानंतर सामान्यपणे श्वासोच्छ्वास करा.

- आता तुमचं लक्ष तुमच्या प्राण्यांचा स्रोत असलेल्या मूलाधार चक्रावर केंद्रित करा.
- ही जीवशक्ती म्हणजे एक सोनेरी प्रकाश आहे अशी कल्पना करा.
- प्राणांना मणिपुरा आणि विशुद्धी चक्रांच्या मार्गे अग्न्य चक्राकडे (दोन्ही भुवयांच्या मधला बिंदू) शरीरभर वितरणासाठी नेणं हा आपला मुख्य हेतू आहे. हे खालील पद्धतीनं साध्य करता येईल.
- श्वास आत घेत असताना प्राण मूलाधार चक्रापासून नाभीपर्यंत आणा.
- श्वास सोडत असताना तुमची जाणीव पुन्हा मूलाधार चक्रावर न्या.
- ही कृती २७ वेळा करा. याच पद्धतीनं प्राण्यांना नाभीपासून गळ्यापर्यंत आणि नंतर गळ्यापासून अन्य चक्रांकडे न्या.

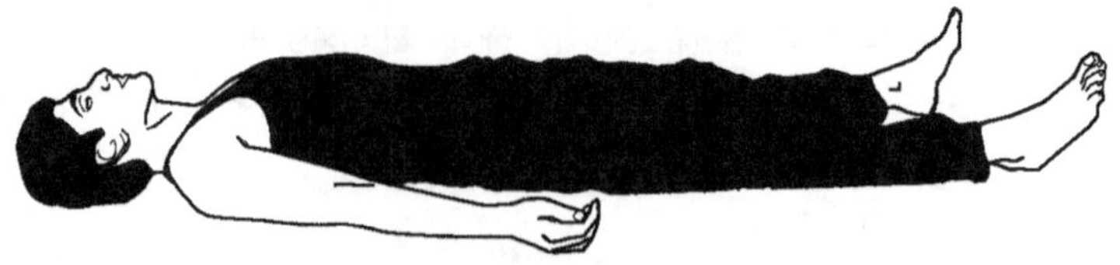

प्राणांचं शरीरातल्या सगळ्या भागांकडे वितरण खालील प्रकारे होतं

- भुवयांच्या मध्यबिंदूवर सूर्य असल्याची कल्पना करा आणि त्यावर लक्ष केंद्रित करा.
- काही वेळानंतर या सूर्यामधून प्रकाशकिरण सगळ्या दिशांना पसरत आहेत आणि तुमच्या शरीरातील सर्व पेशींना उजळत आहेत अशी कल्पना करा.
- आता श्वास सोडलेला असताना तो बाहेरच रोखून ठेवत शरीरातील विविध अवयव ऊर्जा शोषून घेत असल्याची कल्पना करा आणि श्वास घेत असताना सूर्याचे किरण मनातल्यामनात परत आत ओढून घ्या.
- ही सर्व कृती तुम्हाला शक्य तितका वेळ करत रहा.
- नंतर प्राणांना मेरुदंडातून परत मूलाधार चक्राकडे न्या.
- आता तुमच्या इच्छित स्थितीत मऊ आणि तेजस्वी कांती ल्यालेल्या स्वत:ला पहा.
- आंतरिक चैतन्यपूर्णतेचा अनुभव घ्या.
- तुमच्या मनाला बाह्य जगात परत आणा.
- शरीर एकवार ताणा.
- डोळे उघडा.

प्राणायामाच्या संयोगानं प्राणांना चालना देणं

ही क्रिया नाडीशोधन प्राणायामाबरोबर केली जाते.

कृती :

- ध्यानासनात बसा.
- नाडीशोधन प्राणायाम करा. (अधिक माहितीसाठी पहा : कार्यमग्न व्यस्त आणि लोकांसाठी योगसाधना.)
- तुमच्या नाकाच्या शेंड्यावर सूर्य असल्याची कल्पना करा.
- सूर्यापासून निघणाऱ्या सोनेरी किरणांना श्वासाबरोबर आत घ्या.
- श्वास आत रोखून ठेवलेला असताना प्राण तुमच्या शरीरभर

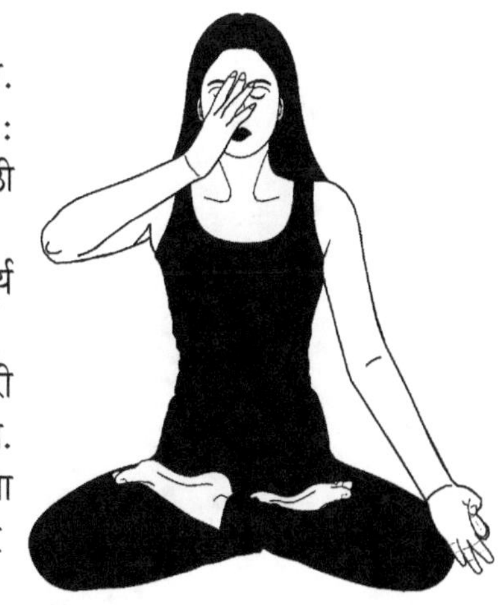

पसरत असल्याची कल्पना करा. शरीराच्या प्रत्येक अवयवाभोवती सुवर्णप्रकाश असल्याचं मानसचित्र पहा.

- श्वास सोडताना त्याबरोबर धुरासारख्या दिसणाऱ्या अशुद्धता बाहेर सोडा ही अशुद्धता क्रमाक्रमानं कमी होत जाऊन शेवटी रंगहीन असल्याची कल्पना करा.

◆

वय वाढण्याची गती कमी करण्यासाठी योग

मॉण्टे क्रिस्टो या उमरावाला त्याच्या अप्रामाणिक पत्नीनं विष देऊन मारलं आणि पुरूनही टाकलं होतं, पण तो मेला नव्हता. तो फक्त बेशुद्ध झाला होता. तो जेव्हा शुद्धीवर आला तेव्हा आपण शवपेटिकेत बंद असल्याचं त्याला आढळलं. महत्त्रयासानं त्या उमरावानं स्वत:च्या थडग्यातून सुटका करून घेण्यात यश मिळवलं. बाहेर पडल्यावर तो एका दुकानात शिरला आणि सहजच त्याची नजर आरशाकडे गेली. आरशात एका पांढऱ्याशुभ्र केसांच्या, अगदी अनोळखी व्यक्तीला पाहून तो चक्रावलाच आणि अचानक ती व्यक्ती म्हणजे आपण स्वत:च असल्याचा साक्षात्कार होऊन तो थरारला. एका रात्रीत त्याचे सगळे केस पांढरे झाले होते.

ही एक काल्पनिक कथा असली तरी ती सत्यापासून फार दूरही नाही. इतिहासात अशी अनेक उदाहरणं आहेत. इंग्लंडच्या अनेक सुप्रसिद्ध पंतप्रधानांपैकी एक, लॉईड जॉर्ज, पहिल्या महायुद्धाला तोंड फुटल्याची बातमी ऐकल्यानंतर काही तासांतच अकाली वृद्ध दिसायला लागले होते. दुसऱ्या महायुद्धात नाझी जर्मनीला मोठ्या लढायांमध्ये माघार घ्यावी लागायला सुरूवात झाल्यानंतर ॲडॉल्फ हिटलरचीही अशीच अवस्था झाली होती. आपल्या शरीरातलं जैविक घड्याळ तणावाखाली जास्तच जोरात टिकटिक करतं असं आढळून आलेलं आहे. याचा परिणाम म्हणून आपल्या शरीरातील पेशींचं विभाजन जलद गतीनं व्हायला लागतं. पेशीच्या प्रत्येक विभाजनाबरोबर तिची लांबलचक

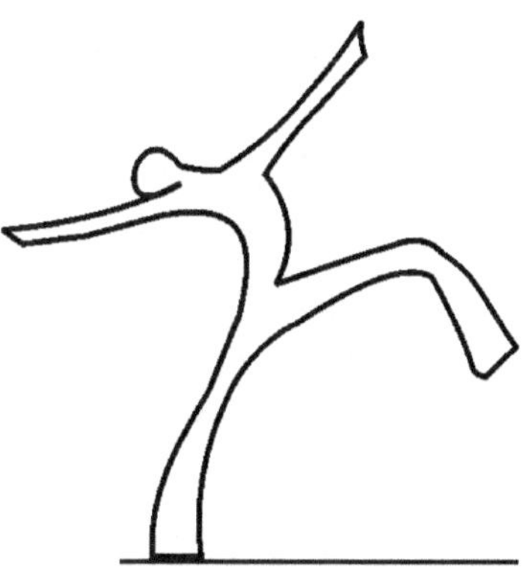

शेपूट थोडी कमी होते. शेवटी ही शेपूट पूर्ण संपून जाते. शेपूट नसलेल्या पेशींचं विभाजन होऊ शकत नाही आणि त्या पेशी मरतात. अशा पेशींच्या जागी नव्या पेशी निर्माण होत नाहीत. अशा प्रकारे आपलं शरीर खंगतं आणि वृद्ध होतं. आपण स्वस्थचित्त असताना आपलं जैविक घड्याळ कमी वेगानं चालतं असंही आढळून आलेलं आहे. मानसिक आणि शारीरिक दृष्ट्या आपण जेवढे अधिक स्वस्थ आणि शिथिल तेवढी जैविक घड्याळाची गती कमी, असं हे गणित आहे. योगसाधनेतील शिथिलीकरण तंत्रामुळे जास्तीतजास्त प्रगाढ स्वस्थता लाभते तर इतर काही योगप्रकारांमुळे पेशींच्या अधिक चांगल्या पुनरुज्जीवनाला चालना मिळते. अशा प्रकारे शरीराच्या क्षय आणि पुनरुज्जीवनामधलं अंतर कमी होऊन वय वाढण्याची प्रक्रिया मंदावते.

योगसाधनेतील सर्वच प्रकारांमुळे शिथिलीकरणाला चालना मिळत असली तरी योगनिद्रा त्यांपैकी सर्वांत आनंददायक प्रकार आहे. योगनिद्रा, पूर्ण गाढ झोपही नाही आणि पूर्ण जागृतावस्थाही नाही अशी एक वेगळीच अवस्था निर्माण करते. यात आपण एका अत्यंत आनंददायक पद्धतीनं जाणिवेच्या कक्षेच्या आत-बाहेर तरंगत असतो. शास्त्रीय चाचण्यांमध्ये असं दिसून आलं आहे, की योगनिद्रेदरम्यान मेंदू आणि हृदयाच्या क्रिया मंद होतात आणि शरीराची प्राणवायूची गरज लक्षणीयरित्या कमी होते. याचा अर्थ शरीरातील पेशींनाही कमी काम करावं लागतं. पेशींना अशाप्रकारे विश्रांती मिळाल्यामुळे त्यांना स्वत:ची ताकद वाढवण्याची योग्य संधी प्राप्त होते. एका छोट्याशा योगनिद्रेमुळेसुद्धा साधकाला टवटवीत आणि उत्साही वाटतं. योगनिद्रा कोणत्याही वेळी आणि कुठल्याही अवस्थेत करता येत असली तरी ती रात्री आणि शवासनात करणं अत्यंत परिणामकारक असतं, त्यामुळे शरीरामध्ये दिवसभरात जमा झालेला ताण हलका होतो आणि शांत झोप येते, ज्यामुळे पेशी अधिकच जोमदार होतात, पण योगनिद्रा जेवण झाल्या झाल्या करू नये. जेवण झाल्यानंतर किमान दोन ते तीन तास किंवा पोट पुन्हा हलके वाटेपर्यंत थांबा. योग्य परिणामांसाठी योगनिद्रा अंधुक प्रकाशात करावी.

कृती :
- शवासनात निजा.
- डोक्यापासून पायापर्यंतचं शरीर मनात न्याहाळा.
- कपाळ, भुवया, पापण्या, जबडा, तोंड, खांदे, छाती, पोट, नितंब, उजवा हात, डावा हात, उजवी पोटरी आणि डावी पोटरी या अवयवांमध्ये आपण सहसा आपला ताण साठवत असतो. एक एक करून या सर्व अवयवांमधला ताण जाणीवपूर्वक मोकळा करा.

- पुन्हा एकदा या सर्व अवयवांवरून नजर फिरवून कुठे ताण शिल्लक आहे का, हे तपासून पहा.
- तुमच्या श्वासावर लक्ष केंद्रित करा.
- श्वसन अगदी सामान्यपणे सुरू ठेवा.
- दोन-तीन मिनिटांनंतर २७ पासून उलट क्रमानं मोजणी करत श्वास मोजा.

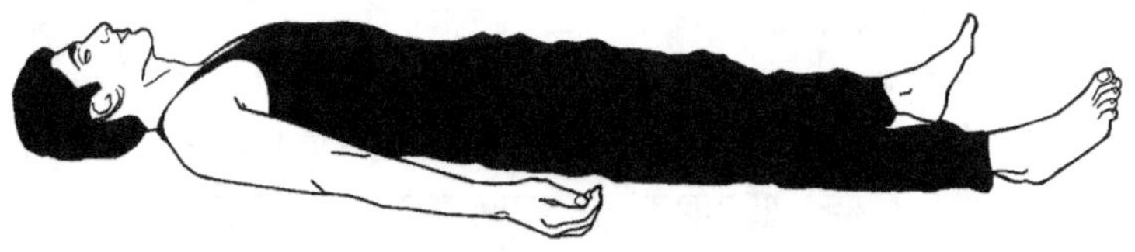

- २७ ते १ अशी श्वासांची मोजणी चार वेळा करा.
- शरीरातील खालील अवयवांवर मनातल्या मनात पटकन एक नजर फिरवा.
- उजव्या पायाचा अंगठा, त्यानंतरचं बोट, तिसरं बोट, चौथं बोट, पाचवं बोट, तळवा, टाच, घोटा, पोटरी, गुडघा, मांडी, नितंब, कंबर, उजवा खांदा, दंड, कोपर, हात, मनगट, हाताचा अंगठा, तर्जनी, मधलं बोट, अनामिका आणि करंगळी.
- आता हेच डाव्या बाजूला करा.
- त्यानंतर, पाठ, मान, डोक्याचा मागचा भाग, माथा, कपाळ, उजवी भुवई, डावी भुवई, उजवा डोळा, डावा डोळा, उजवा गाल, डावा गाल, उजवा कान, डावा कान, वरचा ओठ, खालचा ओठ, हनुवटी, छाती, पोट आणि ओटीपोट.
- आता सगळं शरीर पूर्णपणे शिथिल झालेलं असेल.
- तुमचं शरीर हलकं, अधिक हलकं आणि अधिक हलकं होत असल्याची कल्पना करा.
- आता ते इतकं हलकं झालेलं आहे, की तुम्ही तुमचा आत्मा त्यात ठेवूसुद्धा शकत नाही आहात.
- तुमची जाणीव आता तुमचं शरीर सोडून उंच आकाशात जाते आहे. इकडे वर आकाशात किती शांत वाटतं आहे!
- आता तुम्ही तारकांमध्ये फिरत आहात आणि तुम्हाला खूप हलकं आणि छान वाटतं आहे.
- इथून पृथ्वी म्हणजे एक लहानसा ठिपका दिसते आहे. तुम्ही जसजसे

तिच्या जवळ येत आहात, तसतसा त्याचा आकार वाढतो आहे.

● आता तुम्ही परत येत आहात.

● आता तुम्ही तुमच्या खोलीत परत आला आहात. इथेच तुम्ही तुमचं शरीर सोडलं होतंत.

● तुमचं शरीर जिथे होतं, तिथे सात कमळं ओळींं ठेवलेली आहेत.

● पहिलं कमळ लाल आहे आणि त्याला चार पाकळ्या आहेत. दुसरं सहा पाकळ्यांचं आणि गडद काळसर लाल रंगाचं आहे. तिसऱ्या कमळाला दहा पाकळ्या आहेत आणि ते पिवळ्या रंगाचं आहे, तर चौथ्याला बारा निळ्या पाकळ्या आहेत. पाचवं कमळ जांभळ्या रंगाचं आहे आणि त्याला सोळा पाकळ्या आहेत, सहाव्याला फक्त दोनच चंदेरी रंगाच्या पाकळ्या आहेत तर सातवं कमळ अगदी लहानसं, चमचमणारं आणि हजार पाकळ्या असलेलं आहे.

● तुम्ही त्या कमळांकडे पहात त्यांच्या सौंदर्याचा आस्वाद घेत असतानाच एक सोनेरी रंगाचा, तेजस्वी ऊर्जालोलक त्या फुलांभोवती हळूहळू उमटतो आहे. तो हळूहळू दाट होतो आणि तो लोलक म्हणजे तुम्हीच आहात, पूर्वीपेक्षा अधिक टवटवीत, जोमदार आणि सुवर्णवलयांकित शरीर असलेले.

● परमेश्वराचे मनापासून आभार मानत तुम्ही तुमच्या शरीरात प्रवेश करता. या शरीराचा अनुभव करा, याची थोडी हालचाल करा आणि योगनिद्रेतून बाहेर या.

◆

योग्य आहाराशिवाय सौंदर्य मिळणं शक्य नाही. मानवी शरीर ज्या अब्जावधी पेशींनी बनलेलं असतं, त्या प्रत्येक पेशीला संपूर्ण आणि निरोगी राहण्याकरता विशिष्ट पोषकद्रव्यांची गरज असते. त्यामध्ये कुठलीही कमतरता असल्यास त्या पेशींची क्षती होते.

पेशींना क्षती पोहोचवणारी आणखी एक गोष्ट म्हणजे मुख्य कण (Free Radicals). हे कण म्हणजे ऑक्सिडेशन (Oxidation) किंवा कुठल्याही पदार्थाच्या प्राणवायूशी संयोग पावण्याच्या क्रियेमुळे मुक्त झालेले किंवा किरणोत्सर्ग, प्रदूषकं आणि सिगारेटचा धूर यांच्यामुळे निर्माण झालेले परमाणू असतात. हे परमाणू अत्यंत तीव्र भारयुक्त असतात आणि म्हणून असंतुलित असतात. सर्वसाधारण अणूंमध्ये विद्युतभारित कणांच्या (Electrons) जोड्या असतात आणि त्यामुळे ते संतुलित असतात, पण या कणांचं मात्र असं नसतं. त्यांच्यातली ही एक अपूर्णता भरून काढण्यासाठी ते संपर्कात आलेल्या इतर अणूंमधील विद्युतभारित कण मिळवण्याचा प्रयत्न करतात, त्यामुळे आणखी काही मुक्त कण निर्माण होतात. अत्यंत अनियंत्रित पद्धतीनं इकडे-तिकडे आदळत फिरणारे हे कण शरीराच्या पेशींना इजा पोहोचवतात आणि त्यांच्यातील जनुकांमध्ये (DNA) बदल घडवून आणतात. त्याचप्रमाणे विविध विषाणूसुद्धा पेशींना छिद्र पाडून त्यांचं नुकसान करत असतात. पेशी या स्वत:ची प्रतिकृती निर्माण करत असल्यामुळे क्षतिग्रस्त पेशींमधून खराब पेशीच उत्पन्न होतात.

पेशींचं नुकसान भरून काढण्यासाठी योग

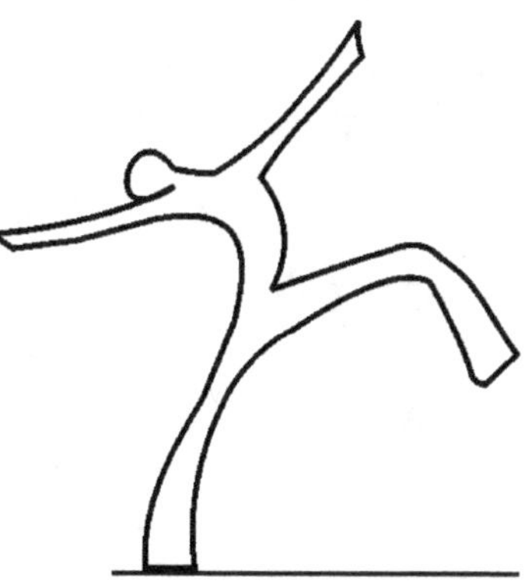

अशाप्रकारे शरीराचा हा न्हास होतच रहातो आणि कालौघात तो अधिकच वेगानं व्हायला लागतो.

म्हणूनच तारुण्य आणि सौंदर्य जपायचं असेल, तर त्याची पहिली पायरी म्हणजे ज्यामध्ये योग्य त्या प्रमाणात सर्व जीवनसत्त्वं, धातू, स्निग्ध पदार्थ, प्रथिनं, कर्बोदकं हे सर्व घटक समाविष्ट आहेत, असा सुयोग्य आहार घेणे. या आहारात प्राणवायूशी संयोगीकरण होण्यास अवरोध करणारे घटक (Anti Oxidants) तसंच भरपूर प्रमाणात न्युक्लिक आम्ल (Nucleic Acid) असलेले अन्नपदार्थ यांचाही समावेश असणं आवश्यक आहे. यातल्या ॲन्टी ऑक्सिडंट्सचा उपयोग मुक्त कणांच्या परिणामांचा मुकाबला करण्यासाठी होतो तर न्युक्लिक आम्लं जनुकांतल्या DNA आणि RNA यांचे मुख्य घटक असतात.

वृद्धत्व लांबवण्यात सोनं हा धातू काही वैद्यांच्या मते खूपच महत्त्वाची भूमिका पार पाडू शकतो. प्राणवायूचे दुष्परिणाम न होऊ देणारा सोनं हा एकमेव धातू आहे. प्राणवायू जीवन देणारं मूलतत्त्व असलं, तरी दुर्दैवानं त्याच्या संपर्कांत येणाऱ्या गोष्टींचा ते नाशही करत असतं. त्याच्या संपर्कांत आल्यावर लोह किंवा लोखंड गंजतं, चांदी काळी पडते आणि तांबंही काळं पडतं. हळूहळू हे सर्व धातू नष्ट होतात. सोन्याला मात्र काहीही होत नाही, ते आहे तसंच राहतं. त्यामुळेच आपल्या शरीरव्यवस्थेमध्ये सोन्याचं अस्तित्व आपल्या पेशींना प्राणवायूच्या कुप्रभावापासून दूर ठेवतं.

आयुर्वेदात सोनं हे उष्ण मानलं जातं आणि त्यामुळे आहारामध्ये सोनं असल्यास शरीराचं तापमान सामान्य राहण्यासाठी त्यात काही विशिष्ट उपायही सांगितलेले आहेत. जसं सोनं फक्त ऐन हिवाळ्यात, डिसेंबर मध्य ते जानेवारी अखेर खावं, तसंच त्याबरोबर सहसा खिरीसारखे थंड पदार्थ खावेत. काही तज्ज्ञांच्या मते खीरसुद्धा चांदीच्या वाटीमध्ये वगैरे खावी कारण चांदी थंड प्रकृतीची मानली जाते. सोन्याचं ग्रहण करताना त्याच्या शुद्धतेची मात्र खात्री करून घ्यावी. २४ कॅरेटच्या खालचं शुद्धतेचं सोनं ग्रहण करू नये. सोनं पातळ चकत्यांच्या स्वरूपात इतर खाद्यपदार्थांबिरोबर खावं किंवा सुवर्णभस्म खाल्ल्यास ते अधिक चांगलं.

काही अत्यंत गुणकारी अन्नपदार्थ असे आहेत -

आवळा	प्रभावी ॲन्टी ऑक्सिडंट
बदाम	सर्व शारीरिक कार्य सुरळीत चालण्यास पोषक.
सफरचंद	रक्तातून शिसं (Lead) आणि पारा (Mercury) यांसारखी प्रदूषक मूलतत्त्वं काढून टाकते आणि किरणोत्सर्गी कणांना एकत्र करून शरीराबाहेर फेकते.

केळी	ही ॲण्टी ऑक्सिडंट तर आहेतच, पण त्याचबरोबर आपल्या अन्नमार्गाच्या उघड्या पृष्ठभागावर कवचासारखं बसून त्यात विषारी द्रव्यांचं शोषण होण्यास प्रतिबंध करतात.
कोंबडीचं सूप	थकलेल्या शरीरपेशींना पुन्हा कार्यक्षम करते.
मिरची	रक्तामधून विषारी द्रव्यं शरीरपेशींमध्ये शोषली जाण्याच्या प्रक्रियेला विरोध करते.
कोबी	कोलॅजन (Collagen) नावाच्या प्रथिनांची वृद्धी करून त्यायोगे त्वचेला लवचिक आणि ताकदवान बनवते.
ओलं खोबरं	विषाणूंना निष्क्रिय करते.
खेकड्यांचं मांस	मज्जातंतूंचं आरोग्य सांभाळण्याद्वारे वृद्धत्व लांबवते.
मासे	न्युक्लिक आम्लांचा (Nucleic Acids) एक मोठा स्रोत
लसूण	ऑक्सिडेशन (Oxidation) प्रक्रियेची तीव्रता कमी करतो.
द्राक्षं	ॲण्टी ऑक्सिडंट
शहाळं	सगळ्या महत्त्वाच्या मूलधातूंचं आगर.
हिरवा हरभरा	न्युक्लिक आम्लांचा (Nucleic Acids) एक स्रोत
गूळ	शरीरव्यवस्थेला प्रदूषणमुक्त करतो.
मध	आतड्यांना निर्जंतुक ठेवतो.
पुदिना	रक्तातून अनावश्यक रसायन काढून टाकतो.
मश्रुम	न्युक्लिक आम्लांचा (Nucleic Acids) एक मोठा स्रोत.
कांदा	विविध जंतू आणि विषाणूंचा नाशक
बटाटा	ॲण्टी ऑक्सिडंट
ताडी	शरीरातील न्युक्लिक आम्लांचं प्रमाण वाढवते.
हळद	DNA चा नाश थांबवून त्याच्या पुनरुज्जीवनास चालना देते.
तृणांकुर रस	खूप प्रभावी ॲण्टी ऑक्सिडंट

ओरिसाचे लोक सहसा जास्त तरुण दिसतात असा एक जुना प्रवाद आहे. मी स्वत: केलेल्या एका छोट्याशा संशोधनात मला असं आढळलं की याचं मूळ ओरिसी खाद्यपदार्थांमध्ये आहे. ओरिसी पदार्थ मूलत: वृद्धत्वरोधक असतात. त्यांच्या पाककृती आणि अन्नपदार्थ मिश्रणं अत्यंत आरोग्यवर्धी आणि तारुण्य जोपासणारी असतात.

ओरिसी लोकांचं मुख्य अन्न म्हणजे भात आणि तो सहसा आंबवलेला असतो. ते खूप मोठ्या प्रमाणात हिरव्या भाज्या खातात, विशेषत: पालेभाज्या आणि शेवटचं म्हणजे मासे आणि खेकड्यांचं मांस. आंबवलेला भात यकृताच्या विकारांना प्रतिबंध

करतो आणि त्यामध्ये भरपूर प्रमाणांत बी कॉम्प्लेक्स हे जीवनसत्व असतं. हिरव्या पालेभाज्या लोह आणि कॅल्शियम या धातूंचा मोठा स्रोत असतात आणि त्या एक प्रभावी ॲण्टी ऑक्सिडंट असतात. सहज करून चाखता येतील अशा काही ओरिसी पाककृती.

१. पखळ : १कप शिजवलेला भात एका भांड्यात घ्या आणि त्यात ३ कप पाणी टाका. मिश्रण चांगलं ढवळा आणि भांडं झाकून रात्रभर उबदार जागी ठेवून द्या. (जास्त आंबवण्यासाठी यापेक्षा जास्त वेळही तुम्ही ते ठेवू शकता, मात्र २४ तासांपेक्षा जास्त नको, कारण त्यामुळे त्यातलं मद्यार्काचं प्रमाण नको इतकं वाढेल.) या मिश्रणात तुमच्या चवीनुसार मीठ आणि हवं असल्यास कांदा आणि हिरव्या मिरचीचे तुकडेही तुम्ही घालू शकता.

पखळ थंड असते आणि त्यामुळे झोपही शांत लागते. हिवाळ्यात ही खाऊ नये. पखळ सहसा तळलेल्या माशांबरोबर खाल्ली जाते. खालीलपैकी काही पदार्थही त्याच्या जोडीनं खाल्ले जातात.

२. भाजलेला बटाटा : बटाटा स्वच्छ धुवून घ्या आणि सालीसकट स्टोव्ह किंवा गॅसवर भाजा. मऊ लागायला लागल्यावर काढून घ्या आणि थंड होऊ द्या. आता त्याची जळलेली साल काढा. भाजलेल्या बटाट्याचे तुकडे करा, त्यात थोडं पाणी घाला आणि कांदा चिरून आणि मिरचीचे तुकडे करून टाका. चवीप्रमाणे मीठ घाला. अर्धा चमचा मोहरीचं कच्चं तेल आणि हवं असल्यास बटाट्याप्रमाणेच भाजलेला टोमॅटो किंवा लिंबू पिळून घाला.

३. भाजलेली वांगी : वर दिलेल्या पद्धतीनं वांगी भाजा.

४. भाजलेली भेंडी : वर दिलेल्या पद्धतीनं भेंडी भाजा.

५. साग : पालक, चवळी, बीट, फ्लॉवर, कारलं, भोपळा, शेवगा, पडवळ, मुळा यांपैकी एक किंवा अधिक प्रकारचा पाला घ्या, तो स्वच्छ धुवून, चिरून घ्या. लसणाची फोडणी करा, त्यात बटाटा, वांगी, कच्ची (हिरवी) केळी इ. भाज्या चिरून घाला. नंतर, वर सांगितलेला पाला आणि चवीप्रमाणे मीठ टाकून मंद गॅसवर शिजवा. शिजताना भांड्यावर झाकण ठेवा.

६. दालमा : एक कप हिरवा हरभरा (ओला) एक कप बटाटा, वांगी, केळी आणि भोपळा अशी मिश्र भाजी, पाव चमचा हळद असं एकत्र मऊ होईपर्यंत शिजवा. चवीप्रमाणे मीठ घाला.

एक चमचा तेलात अर्धा चमचा मोहरीची फोडणी करून ती भाजीत घाला. एक चमचा जिरं वास दरवळेपर्यंत कोरडंच भाजा. त्याची बारीक पूड करून दालम्यावर घाला आणि हा पदार्थ साधा उकडलेला भात किंवा नारळीभाताबरोबर खा.

७. नारळीभात : १कप बासमती तांदूळ धुवून घ्या, त्यातलं पाणी काढून

टाका. त्यात अर्धा कप खवलेलं खोबरं, १ दालचिनीचं पान, १ चमचा तूप, १ काळा वेलदोडा, अर्धा चमचा काळी मिरी, १ चमचा बडीशेपेची पूड, १ चमचा साखर आणि चवीप्रमाणे मीठ घाला. दोन कप किंवा त्यापेक्षा थोडं जास्त पाणी घाला आण कुकरमध्ये शिजवा.

८. मासे घातलेल्या भाज्या : १ कप बटाट्याच्या फोडी आणि १ कप हिरव्या केळीचे काप १ कप पाण्यात शिजवा. त्यात पाव चमचा हळद, २ चमचे मोहरीचं वाटण (पेस्ट) आणि चवीप्रमाणे मीठ घाला आणि मिश्रण कालवून ठेवून द्या. १ चमचा तेलात अर्धा कांदा चिरून लाल होईपर्यंत परतून घ्या. खाऱ्या पाण्यातल्या कुठल्याही माशाचे दोन तुकडे त्यात चांगले तळा. नंतर गॅसवरून काढा आणि मासे थंड होऊ द्या. थंड झाल्यावर सगळे काटे काढून टाका.

१ चमचा तेल तापवा, त्यात पाचफोरन (पाच मसाले) जिरं, बडीशेप, कलोंजी, (Caraway पावात घातले जाणारे जिऱ्यासारखे दाणे) मेथ्या आणि मोहरी घाला. फोडणी तडतडल्यावर त्यात जिऱ्याचं वाटण, आलं आणि लसूण प्रत्येकी १ चमचा घाला आणि थोडा वेळ परता. आता शिजवून ठेवलेली भाजी, मासे आणि पाव चमचा दालचिनीची पूड त्यात घाला. मिश्रण एकजीव करून गॅसवर ठेवा. गाईच्या तुपात केलेली फोडणी त्यात घाला.

◆

खरं सौंदर्य हे आपल्या अंतरंगातून येतं! हे वाक्य वापरून गुळगुळीत झालेलं असलं, तरी ते खरं आहे. सुंदर मन सामान्य चेहऱ्यालाही उजळून टाकतं आणि हवाहवासा वाटायला लावतं. त्याउलट, व्यक्तीचं अंतरंग मलिन असेल, तर एरवी अत्यंत सुंदर असणारा चेहरासुद्धा अनाकर्षक दिसायला लागतो.

चेहऱ्यावरच्या हावभावांतून आपल्या भावना व्यक्त होत असतात. कालौघात, विशेष करून वाढत्या वयाबरोबर आपली त्वचा तितकी लवचिक रहात नाही त्यामुळे, हे विभ्रम आपल्या चेहऱ्यावर कायमस्वरूपी ठसा उमटवतात. क्रोध, लालसा आणि मत्सर यांसारख्या नकारात्मक भावना आपल्या चेहऱ्यावरची मृदुता घालवून टाकतात आणि आपली न पुसता येणारी छाप सोडून आपला चेहरा कायमसाठी विद्रूप करून टाकतात.

नकारात्मक भावना आपल्याभोवतीचं वलयसुद्धा बिघडवून टाकतात आणि त्यामुळे आपल्या नातेसंबंधांमध्ये समस्या निर्माण होऊन, आपल्या आरोग्य आणि सौंदर्याचा आणखी एक घटक, आपला आनंद, नष्ट करतात. प्रत्येक व्यक्तीच्या भोवती एक वलय असतं आणि हे वलय त्या व्यक्तीचं शारीरिक आणि मानसिक आरोग्याचं प्रतिबिंब असतं. हे वलय प्रत्यक्ष डोळ्यांना दिसत नसलं, तरीही सर्वदर्शी, सर्वज्ञानी अंतर्मन मात्र त्याकडे बघत असतं आणि त्याचं मूल्यमापन करत असतं. याच सुप्त जाणिवेतून आपण एखाद्या व्यक्तीला स्वीकारत वा नाकारत असतो.

दिव्यत्व मिळवण्यासाठी योग

नकळतच आपण नकारात्मक व्यक्तींना टाळत असतो आणि त्याचबरोबर, हजारो लोक संतप्रवृत्तीच्या व्यक्तीकडे नकळतच आकृष्ट होतात. आपल्यामध्ये नकारात्मक भावना निर्माण होण्यासाठी अनेक घटक कारणीभूत असतात.

शारीरिक पातळीवर विविध ग्रंथी आणि अवयवांच्या कार्यामध्ये झालेला बिघाड अवांछनीय भावनांना जन्म देतो. उदाहरणार्थ, ॲड्रिनल नावाच्या ग्रंथी अति कार्यप्रवण झाल्या तर मनुष्य शीघ्रकोपी होतो, तर मंदावलेल्या थायरॉईड ग्रंथींमुळे त्याला नैराश्य येतं. कावीळ झालेल्या व्यक्तीला सगळं जग पिवळंच दिसतं, या वाक्प्रचारामध्ये त्या व्यक्तीच्या प्रवृत्तीत निर्माण झालेल्या कटुतेवर बोट ठेवलं गेलेलं आहे. या बाबतीत कमकुवत यकृत, हा खरा गुन्हेगार असतो. खाण्यापिण्यात असलेल्या काही कमतरतेमुळेसुद्धा नैराश्य आणि चिडचिडेपणा उत्पन्न होत असतो.

असंतुलित व्यक्तिमत्त्वाचं मूळ ऊर्जेतल्या असंतुलनात असतं, असं, हठयोगात मानलं जातं. हठयोगानुसार मानवी शरीरात दोन प्रकारच्या ऊर्जा वाहत असतात. शारीरिक ऊर्जा आणि मानसिक ऊर्जा. व्यक्तीची वागणूक चांगली असण्यासाठी या दोन्ही ऊर्जांची पातळी समान असावी लागते. शारीरिक ऊर्जा मानसिक ऊर्जेपेक्षा खूप जास्त असल्यास व्यक्ती आक्रमक, विध्वंसक आणि हिंसक तसंच सहसा गुन्हेगारी प्रवृत्तीची बनते. याउलट, मानसिक ऊर्जा शारीरिक ऊर्जेपेक्षा खूप जास्त असल्यास व्यक्ती कुढी, हळवी किंवा वेडीसुद्धा होते.

काही कारणांमुळे मनावर ओरखडे उठलेले असल्यासदेखील अशा व्यक्तीला वर्तणुकविषयक समस्यांना तोंड द्यावं लागतं. लहानपणीच्या दुःखद आठवणी आणि मूल पोटात असतानाच्या मातेच्या भावना आणि विचार ह्या गोष्टी साधारण किंवा विकृत मनोवृत्तीला जबाबदार असतात, असं मानलं जातं.

शेवटचा आणि सर्वात अंतस्थ पातळीवरचा घटक हा आध्यात्मिक स्वरूपाचा असतो. योगशास्त्रानुसार व्यक्तीचा आंतरिक स्वभाव त्याच्या वा तिच्या आध्यात्मिक उन्नतीच्या पातळीचं द्योतक असतो. मनुष्य त्याच्या आध्यात्मिक पातळीपेक्षा वेगळं वागूच शकत नाही. आपला आत्मा हा एका चक्रातून दुसऱ्याकडे असा उन्नत होत असतो. मूलाधार चक्र हे मानवाचं सगळ्यांत खालचं, तर प्राण्यांमधलं सगळ्यांत वरचं चक्र असतं. मूलाधार चक्राधिष्ठित मनुष्य नुकताच प्राणीयोनीतून आल्यामुळे त्याचे बरेचसे गुण अद्यापही प्राण्यासारखेच असतात. असा मनुष्य प्राण्यांसारखाच फक्त जिवंत राहण्यासाठीच धडपडत असतो. मूलभूत गरजा भागवण्यासाठी किंवा त्यांचा बचाव करण्यासाठी तो हिंसकसुद्धा— हाणामारी करणारा किंवा प्रसंगी जीवही घेणारा— बनू शकतो. ज्याची जाणीव पुढच्या स्वाधिस्थान या चक्रापाशी असते, असा मनुष्य प्राण्यांपेक्षा वरच्या पातळीवर असतो, पण अजूनही तो असंस्कृत आणि आक्रस्ताळाच असतो. बाह्य दिखावा आणि चमक-धमक यांकडे

त्याचा ओढा असतो. ऐंद्रिय सुखं, हा त्याच्यासाठी आनंदाचा एक मोठाच भाग असतो. कुठल्याही नीतिमूल्यांचं भान न ठेवता, त्याची लालसा पूर्ण करण्यासाठी आवश्यक ते सर्व मार्ग वापरत तो संपत्ती मिळवण्याचा प्रयत्न करत राहतो.

मणिपुरा चक्राधिष्ठित मनुष्य आधीच्या पातळीवरचा रानटीपणा आणि विचारशून्यता मागेच सोडून आलेला असतो. तो आता बराच माणसासारखा असतो. तो विचार करतो आणि जीवनाच्या अधिक कोमल बाजूंकडे लक्ष देतो. संपत्तीची आस त्याला अजूनही असते, पण आता ती ऐंद्रिय सुखांसाठी नाही, तर नावलौकिक, सामाजिक स्थान आणि सत्ता, यांसाठी त्याला हवी असते. मनुष्य जेव्हा मणिपुरा चक्र सोडून पुढे जातो, तेव्हा हळूहळू आपलं खरं स्वरूप आणि दैवी शक्ती यांबद्दलचं कुतूहल त्याच्यात जागृत व्हायला लागतं. अनाहत या हृदयाच्या जवळ स्थित चक्राकडे तो जसजसा सरकत जातो, तसतसा तो अधिक संवेदनक्षम आणि सुसंस्कृत होत जातो. त्याला इतरांबद्दल करुणा वाटायला लागते आणि शोषित, पददलितांविषयी सहवेदना निर्माण होते आणि जेव्हा तो प्रत्यक्ष अनाहत चक्रापर्यंत पोहोचतो तेव्हा तो प्रेम आणि अनुकंपेनं भारलेला असतो. तो आता स्वत:बद्दल विचार न करता इतरांचं जीवन अधिक सुखकर करण्याचाच फक्त विचार करतो. तो संतपदाला प्राप्त होऊन शांती आणि विश्वबंधुत्वाचा प्रचार करायला लागतो.

अनाहत चक्रानंतर दैवी शक्तीचं अधिराज्य सुरू होतं. मनुष्याचा आत्मा या अवकाशात आल्यानंतर त्याचे अधिकाधिक दैवी गुण दृष्य होत असतात. अग्न्य या तिसऱ्या डोळ्याच्या स्थानी असलेल्या चक्रात मनुष्याला भूत, वर्तमान आणि भविष्य असं त्रिकाल ज्ञान प्राप्त होतं. तो समोरच्याचं मन जाणून घेऊ शकतो आणि निव्वळ शब्द वा स्पर्श वा विचाराच्या साहाय्यानं इतरांचं दु:ख दूर करू शकतो. सहस्ररा या सर्वोच्च चक्रात पोहोचेपर्यंत मनुष्य देवत्वाला पोहोचतो. त्याची जाणीव आता त्या आदिशक्तीच्या जाणिवेत विलीन झालेली असते.

आपल्या नकारात्मक भावनांमागचं कारण काहीही असो, योगसाधनेमुळे त्या सकारात्मक करणं शक्य आहे. ग्रंथींच्या समस्या दूर करणं आणि सुप्त ऊर्जामध्ये संतुलन निर्माण करणं, यासाठी हठयोग उपयोगी पडतो, तर ध्यानधारणा मन आणि मनोवृत्तीमध्ये आश्चर्यजनक बदल घडवून आणते. ध्यानधारणा करायला शिकवली आणि ती नेमानं करायला लावली असता अनेक गुन्हेगारांच्या मनोवृत्तीत फरक पडून ते कुमार्ग सोडून देतात.

...पण शेवटी ध्यानधारणा ही आपल्याला अधिक उच्च पातळीवर नेणारी फक्त एक आध्यात्मिक क्रिया आहे. श्रद्धा, प्रार्थना, भक्ती, भजन-कीर्तन, धार्मिक आणि आध्यात्मिक प्रवचनांचं श्रवण, आत्मशोध, पददलितांविषयी असीम प्रेम, आपल्या गुरुप्रती नि:शंक भक्ती आणि नि:स्वार्थी सेवा, हेसुद्धा उन्नतीचेच मार्ग आहेत.

ध्यानधारणेच्या अनेक पद्धती जगभर प्रचलित आहेत आणि सगळ्याच तितक्याच चांगल्या आहेत, पण प्रत्येकानं स्वतःच्या मानसिकता आणि परिस्थितीशी सोयीची पद्धत निवडणं महत्त्वाचं आहे. असं केलं तरच ती मनापासून केली जाईल. हृषिकेशचे महान संत स्वामी शिवानंद, आपला आंतरिक स्वभाव बदलण्यासाठी सद्गुणकेंद्रित ध्यानधारणा करावी असं सांगतात.

अशा प्रकारे योगसाधना आणि ध्यानधारणा शारीरिक कार्यांना नियमित करतात, उद्दीपित तसंच जीर्ण झालेल्या मज्जातंतूंना अनुक्रमे शांत आणि बळकट करतात, मनःशांती देतात, मनोवृत्तीतील सर्व नकारात्मक घटकांचा निचरा करतात आणि एक चांगली व्यक्ती म्हणून आपली उन्नती करतात.

मज्जासंस्थेचं आरोग्य सुधारण्यासाठी

त्रिकोनासन प्रकरण १ पहा.

एकपाद प्रणामासन

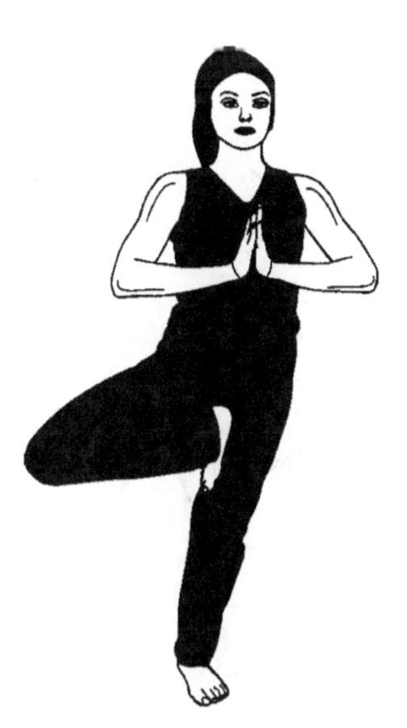

- डाव्या पायावर उभे रहा.
- आता उजवे पाऊल डाव्या पायाच्या गुडघ्याच्या किंचित वर आणि मांडीच्या आतल्या बाजूला ठेवा.
- हात जोडून छातीशी धरा.
- दृष्टी सरळ समोर ठेवा आणि श्वासोच्छवास सामान्यपणे करत रहा.
- याच स्थितीत अर्धा मिनिट रहा.
- आता पाय बदलून हीच कृती उजव्या पायावर करा.

ग्रंथीव्यवस्थेला मजबूत करण्यासाठी - प्रकरण ५ पहा.

क्रोधावर मात करण्यासाठी

शशांकासन (ॲड्रिनल ग्रंथींचं कार्य सुरळीत करते.)

- वज्रासनात बसा.
- आता श्वास घेत दोन्ही हात डोक्याच्या वर सरळ लांबवा.

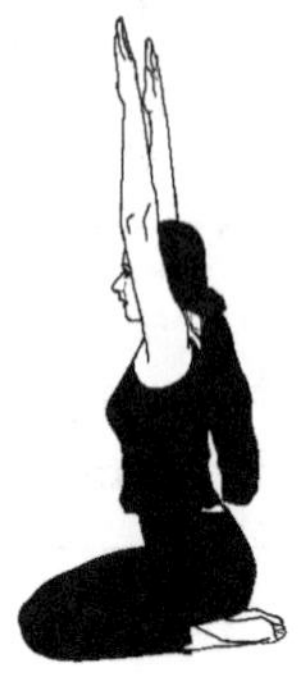
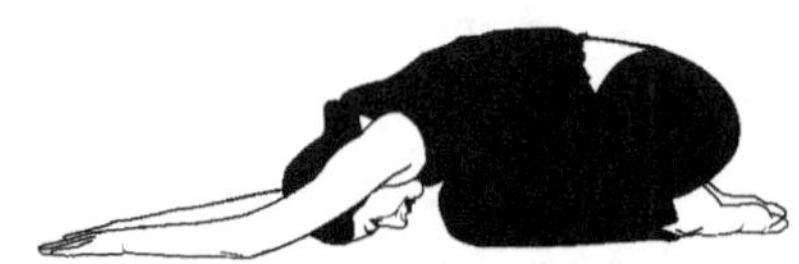

- श्वास सोडत पुढे वाका आणि हात समोरच्या दिशेनं लांब करून कपाळ व कोपरापासून पुढचे हात जमिनीवर टेकवा.
- श्वासोच्छवास सामान्य गतीनेच करा.
- तुमची क्रोधायमान मन:स्थिती शांत होईपर्यंत याच स्थितीत पाच मिनिटं ते अर्धा तास रहा.
- आता श्वास आत घेत पूर्वस्थितीत या.

त्वरित शांत होण्यासाठी ॐकार उच्चारण

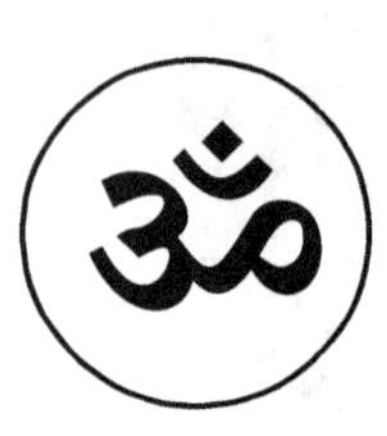

- कुठल्याही आसनात बसा.
- एक दीर्घ श्वास घ्या.
- मोठ्या आवाजात ओऽम म्हणत तोंडानंच दीर्घ श्वास सोडा.
- आवाजाची पट्टी स्थिर ठेवण्याचा प्रयत्न करा.
- तुमच्याजवळ जेवढा वेळ असेल, त्याप्रमाणे ७, १३, किंवा २७ वेळा ही कृती करा.

ॐकार जप

- श्वास घेताना 'ओ' आणि सोडताना 'म' असं मनातल्या मनात म्हणत रहा.
- श्वासोच्छवास उत्स्फूर्तपणेच करा, अमुक इतका वेळ उच्चार लांबवण्याचं ठरवू नका.
- किंवा मग जलद श्वासोच्छवास आणि एका सेकंदाला एक ओमकार हा पर्याय वापरा.
- ताण त्वरित दूर करण्यासाठी ही तंत्रं कुठल्याही वेळी, कुठल्याही जागी

आणि कोणत्याही स्थितीत वापरता येतात.

सद्गुणकेंद्रित ध्यानधारणा

तुम्हाला कोणता सद्गुण जोपासायचा आहे हे ठरवा. त्याचं नाव पक्कं लक्षात ठेवा आणि तुमचं उद्दिष्ट पूर्ण होईपर्यंत त्यात बदल करू नका.

- कुठल्याही आसनात बसा.
- डोळे बंद करा.
- कपाळ, भुवया, पापण्या, जबडा, तोंड, खांदे, उजवा हात, डावा हात, छाती, पोट, नितंब, उजवी मांडी, डावी मांडी, उजवी पोटरी आणि डावी पोटरी अशा विविध अवयवांमधला ताण जाणीवपूर्वक सैल करा.
- श्वास आत घेताना सावकाश आणि दीर्घ घ्या, सोडताना दीर्घ सोडा.
- ही कृती ७ वेळा करा.
- आता सामान्य श्वसन करा आणि त्यावर आपलं लक्ष केंद्रित करा. मन भरकटल्यास काही वेळ त्याच्या मागे जा, पण नंतर त्याला परत तुमच्या श्वासावर केंद्रित करा.
- पाच मिनिटं हेच करा.
- तुमचा ईप्सित शब्द, उदाहरणार्थ मन:शांती, मनातल्या मनात "मन:शांती, मन:शांती, मन:शांती..." असा २ ते ३ मिनिटं घोकत रहा.
- थोर संत, गुरू आणि प्रेषितांचे शांत चेहरे मनात एक-एक करून आणा. त्यांच्यातली शांती त्यांच्याकडून तुमच्याकडे वाहते आहे, हळूहळू ती तुम्हाला संपूर्णपणे वेढून टाकते आहे, तुमच्या अंग-प्रत्यंगात झिरपत तुमच्या अंतरंगात खोलपर्यंत ती जाते आहे असं चित्र मनाशी रंगवत रहा.
- खऱ्या अर्थानं मन:शांतीचा अनुभव घ्या.
- एखाद्या अप्रिय प्रसंगाला आपली मन:शांती न ढळू देता तुम्ही तोंड देत आहात, असं कल्पनाचित्र मनाशी रंगवा.
- मनातल्या मनात, 'मला खरोखर खूप शांत वाटतं आहे.' असं म्हणा. हेच वाक्य काही वेळा पुन्हा-पुन्हा म्हणा.
- तुमच्या यशाबद्दल आनंद वाटून घ्या आणि स्मितहास्य करा.
- आता तुमच्या सत्यपरिस्थितीत परत या.
- डोळे उघडा.

◆

ऊन, पाऊस, वारा आणि विविध प्रदूषकं आपल्या शरीरावर अनिष्ट परिणाम करत असतात. शरीराला ही तत्त्वं मलिन आणि शुष्क बनवत असतात, म्हणूनच निसर्गाच्या कोपापासून शरीराचा बचाव करण्यासाठी बाह्य उपायांबरोबरच अंतर्गत मशागत करणंसुद्धा तितकंच महत्त्वाचं आहे. या अंतर्गत निगेकडे दुर्लक्ष केल्यास तरुण आणि निरोगी राहण्यासाठी आपण घेत असलेल्या कष्टांवर पाणी फिरू शकतं. बाह्य उपचारांमध्ये त्वचा ही सर्वप्रथम येते.

त्वचा हा सौंदर्याचा एक मोठा भाग आहेच, पण त्याचबरोबर शरीरातून प्रदूषकं बाहेर फेकण्याचं कार्यही ती करत असते. आपल्या त्वचेवरच्या छिद्रांमधून शरीर अनेक विषारी द्रव्यं बाहेर टाकत असतं, त्यामुळे त्वचेला हे कार्य नीट करता येण्याच्या दृष्टीनं ही छिद्रं मोकळी आणि स्वच्छ ठेवणं आवश्यक आहे. तशी ती नसल्यास त्वचा पुरेशा प्रमाणात विषारी द्रव्यं बाहेर टाकू शकत नाही. परिणामतः रक्तातील विषारी तत्त्वांचं प्रमाण वाढून त्यामुळे खुद्द त्वचेसहित इतर अनेक प्रकारच्या समस्या निर्माण होतात. त्वचेच्या अशा अकार्यक्षमतेचा बोजा मग यकृत आणि मूत्रपिंडांसारख्या इतर अवयवांवर पडतो. या अतिरिक्त ताणामुळे तेही थकून जातात आणि त्यांचं स्वतःचं कार्यसुद्धा नीटपणे करू शकत नाहीत. अशी ही साखळी आपल्या शरीरव्यवस्थेला अधिकाधिक प्रदूषित आणि आरोग्यहीन बनवते.

ओली माती आणि हरभऱ्याच्या डाळीचं पीठ वापरून त्वचा स्वच्छ करण्याची एक

मंत्र आणि इतर लहान-सहान गोष्टी

पारंपरिक पद्धत आहे. या दोन गोष्टी त्वचेला स्वच्छ करण्याबरोबरच, तिचं पोषणही करतात. मातीमध्ये जीवनदायी प्राण आणि अनेक मूलधातू असतात, तर हरभऱ्याच्या डाळीत प्रथिनं आणि जीवनसत्त्वं भरपूर प्रमाणात असतात. अधून-मधून त्वचेवर या गोष्टींचा प्रयोग करणं आवश्यक आहे. अंगाला हळदीचा लेप लावण्याची आपली पारंपरिक पद्धतही अशीच गुणकारी असून, त्यायोगे उन्हामुळे क्षत झालेले डीएनए (DNA) पुन्हा भरून येतात. आठवड्यातून किमान एकदा संपूर्ण शरीराला हळद लावून, ती धुण्यापूर्वी अंगावर कमीतकमी एक तासभर ठेवायला हवी. अनेक लोक धार्मिक विधींच्या आदल्या रात्री अंगाला हळद लावतात आणि सकाळी ओली माती किंवा डाळीच्या पिठानं ती धुतात. आवश्यक वाटल्यास पुन्हा साबणही वापरता येतो.

त्वचेच्या पोषणामुळे वातावरणाच्या तडाख्यात नष्ट झालेली अत्यावश्यक पोषक द्रव्यं त्वचेला पुन्हा मिळतात. संपूर्ण आहार समजलं जाणारं दूध, हे त्वचेचं पोषण खूप चांगल्या प्रकारे करतं. आपल्या चेहऱ्याची त्वचा ही सर्वांत जास्त नुकसान सोसत असते आणि तिला अधिक पोषकद्रव्यांची गरज असते. मध, बदाम आणि फळं ही चेहऱ्यासाठी अत्यंत आरोग्यदायी औषधं आहेत. या गोष्टी वेगवेगळ्या किंवा एकत्र करूनही वापरता येतात. मध हे एक नैसर्गिक शुभ्रक (Bleach) आहे.

पोषक द्रव्यं लावण्याआधी वरची त्वचा खरवडून काढणं आवश्यक आहे. अन्यथा, त्वचेचा सर्वांत वरचा थर, जो मृत पेशींनी बनलेला असतो, त्याच्यामुळे ही द्रव्यं आतल्या जिवंत पेशीपर्यंत पोहोचत नाहीत. शिवाय, मृत पेशी खरवडून काढल्यावर नव्या पेशी वर येतात आणि त्वचा आपोआपच तरुण आणि टवटवीत दिसायला लागते.

निरोगी राहण्यासाठी त्वचेला पुरेशा प्रमाणात रक्तपुरवठा होणंही तितकंच महत्त्वाचं आहे. त्वचेला रक्त पुरवणाऱ्या केशवाहिन्यांवरील ताण कमी न केल्यास हा पुरवठा कमीच पडतो. योगनिद्रेसारखी योगिक शिथिलीकरण तंत्रं या केशवाहिन्यांना शिथिल करून ही समस्या सोडवतात. त्वचेला होणारा रक्तपुरवठा सुधारण्यासाठी मसाज किंवा मालिश, हासुद्धा एक प्रभावी उपाय आहे.

त्वचेला संजीवनी देण्याची एक छान पद्धत आयुर्वेदात सांगितलेली आहे. तिला कायाकल्प असं म्हणतात. हा उपचार एक महिना चालतो आणि या काळात व्यक्तीला जमिनीखाली रहावं लागतं. कायाकल्प उपचारात कच्च्या लसणाच्या वाटणासारखी (पेस्ट) नैसर्गिक घासणी (Abrasive) वापरून त्वचा संपूर्णपणे खरवडून काढली जाते आणि लहान बाळासारखी मऊ त्वचा तयार होण्यास चालना दिली जाते. ही एक काटेकोर आणि व्यमिश्र प्रक्रिया आहे आणि अनुभवी वैद्यच ती चांगल्या प्रकारे करू शकतात.

डोळ्यांची निगा

आपले डोळे ही आपली सर्वांत अमूल्य संपत्ती आहे. डोळ्यांच्याच माध्यमातून आपण इतरांशी संवाद साधत असतो. त्याचबरोबर डोळ्यांच्या सौंदर्यमूल्यांकडेसुद्धा दुर्लक्ष करून चालत नाही. स्वच्छ, पाणीदार डोळे बघणाऱ्याला आनंद देतात तर लाल, तारवटलेले आणि थकलेले डोळे असुंदर दिसतात. डोळ्यांच्या आरोग्यासाठी पुरेशी विश्रांती आणि व्यायाम खूप महत्त्वाचे आहेत, तसंच डोळे थंड आणि स्वच्छ ठेवणंसुद्धा महत्त्वाचं आहे.

योगसाधनेत डोळे स्वच्छ ठेवण्यासाठी नेत्रधौती आणि दृष्टी टिकवण्यासाठी त्राटक या क्रिया सुचवल्या आहेत. वैदिक जीवनशैलीत, हातात अर्घ्य घेऊन एक स्तोत्र म्हणण्याची पद्धत आहे. हाताचे तळवे डोळ्यांवर ठेवण्याचीही एक पद्धत योगसाधनेद्वारे डोळ्यांना येता-जाता विश्रांती देण्यासाठी वापरली जाते. आयुर्वेदात डोळ्यांचं आरोग्य राखण्यासाठी ते आवळ्याच्या पाण्यानं धुण्यास आणि त्यामध्ये गुलाबपाणी टाकण्यास सुचवलेलं आहे.

या विविध गोष्टींपैकी जेवढ्या तुम्हाला शक्य आहेत, तेवढ्या करा.

नेत्रधौती

- तोंडात पाणी घ्या आणि २० ते ४० वेळा ते डोळ्यांवर फवारा.
- सकाळी दात घासल्यानंतर हा प्रयोग करा.

आवळ्याच्या पाण्यानं डोळे धुणं

आवळ्याचा एक तुकडा कपभर पाण्यात भिजवा आणि तो पिळून त्यानं डोळे धुवा. डोळे धुण्यासाठी एक विशिष्ट भांडं बाजारात मिळतं, ते तुम्ही यासाठी वापरू शकता.

गुलाबपाणी

डोळ्यांची चमक वाढवण्यासाठी गुलाबपाण्याचा प्रयोग केला जातो. शुद्ध गुलाबपाण्याचा एक-एक थेंब दोन्ही डोळ्यांत टाका. गुलाबपाणी खूप तीव्र असेल, तर त्यात थोडं थंड पाणी टाकून ते सौम्य करा. निजून विश्रांती घेत असताना गुलाबपाण्यात भिजवून कापसाचे बोळे दोन्ही डोळ्यांवर ठेवले तरी चालेल. याचा सुद्धा डोळे शांत राहण्यासाठी उपयोग होतो.

त्राटक

- डोळ्यांच्या पातळीवर ज्योत येईल अशा पद्धतीनं एक मेणबत्ती लावून समोर हाताच्या अंतरावर ठेवा.

- पापण्या न लवता ज्योतीच्या सर्वात प्रखर भागाकडे, एक ते दोन मिनिटं किंवा डोळ्यांना पाणी येईपर्यंत बघत रहा.
- आता डोळे बंद करा. मेणबत्तीच्या ज्योतीची प्रतिमा तुम्हाला तुमच्या बंद डोळ्यांपुढे स्पष्ट दिसत राहील. ही प्रतिमा दोन्ही भुवयांच्या मध्यबिंदूवर ठेवून त्यावर लक्ष केंद्रित करा. प्रतिमा अस्पष्ट किंवा दिसेनाशी झाल्यावर डोळे उघडा.
- हीच संपूर्ण कृती तीन वेळा करा.
- सुमारे एक महिनाभर हा प्रयोग करा, नंतर मेणबत्तीऐवजी एखादा काळा ठिपका किंवा एखादं फूल अशा इतर गोष्टी वापरूनही तुम्ही ही कृती करू शकाल.

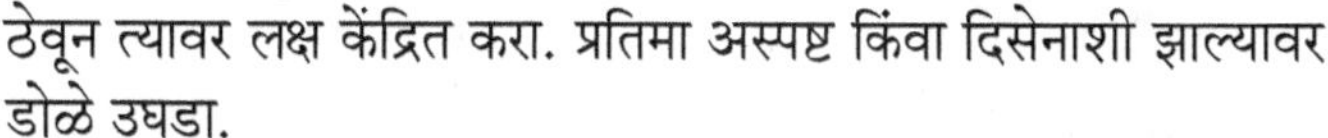

हाताच्या तळव्यांनी डोळे झाकणं

हाताचे तळवे एकमेकांवर त्यामध्ये ऊब निर्माण होईपर्यंत चोळा.

आता त हलकेच बंद डोळ्यांवर ठेवा आणि त्यांची उष्णता डोळ्यांमध्ये शिरत असलेली अनुभवा.

काही सेकंदानंतर हात काढून घ्या.

हीच कृती ५ ते १० वेळा करा.

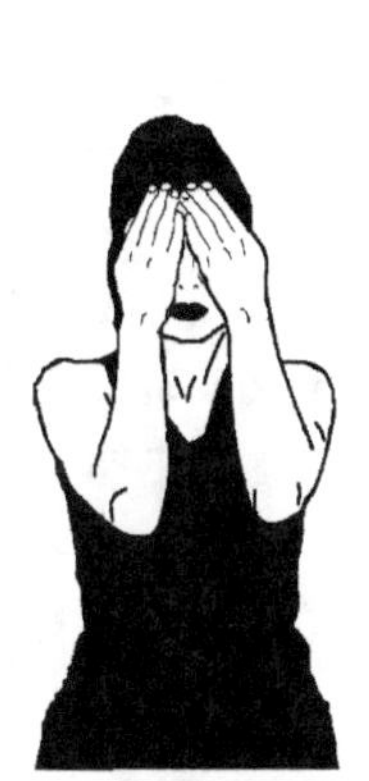

स्तोत्र

ॐ अस्यश्चक्षुशिविद्याया अहिबुर्धन्या ऋषिर्गायत्री
छंद: सूर्यो देवता चक्षुरोगनिवृत्तये विनियोग:
ॐ चक्षु चक्षु चक्षु तेज: स्थिरो भवा
माम् पाही पाही
त्वरितम् चक्षुरोग शम्य शम्य
माम् जटारूपम् तेजो दर्शया दर्शया
यथा अहं अंधो न स्यम् तथा कल्पया कल्पया
कल्याणम् कुरू कुरू
यानि माम् पूर्वजन्मोपार्जितानि चक्षु

प्रतिरोधकादुष्क्रितानी सर्वांनी निर्मूलया निर्मूलया

ॐ नम: चक्षुस्तेजोदात्रे दिव्यया भास्कराया

ॐ नम: करुणाकरायमृतया

ॐ नम: सूर्याय

ॐ नमो भगवते सूर्याक्षितेजसे नम:

खेचराय नम:

महते नम:

रजसे नम:

तमसे नम:

असतो मा सद्गमय

तमसो मा ज्योतिर्गमय

मृत्योर्मा अमृतं गमय

उष्णो भगवंछुचिरूप:

हंसो भगवान शुचिर्प्रतिरूप:

सकाळी उगवत्या सूर्यकिडे तोंड करून हातात पाणी घेऊन हे स्तोत्र म्हणा, नंतर ते अर्घ्य सूर्यदेवतेला अर्पण करा.

काजळ

आयुर्वेदात डोळ्यांत काजळ घालण्यास आवर्जून सांगितलेलं आहे. काजळात वापरलं जाणारं गाईचं तूप डोळ्यांच्या संसर्गांना दूर ठेवतं, असं मानलं जातं. काजळ शुद्ध असण्याची खात्री म्हणून ते घरीच तयार करावं.

एरंडेलाच्या तेलाच्या दिव्याची काजळी धरण्यासाठी त्याच्या ज्योतीवर चमचा वा लोखंडाची वाटी उपडी धरा. त्या काजळीत, ती पुरेशी घट्ट होण्याइतपत गाईचं तूप घाला.

केसांची निगा

त्वचेप्रमाणेच केससुद्धा नियमितपणे धुतले पाहिजेत, त्यांना पोषक द्रव्यं द्यायला पाहिजेत आणि त्यांना मालिशही करायला हवं. केसांच्या स्वच्छतेसाठी रिठा, शिकेकाई आणि ओली माती, या नैसर्गिक गोष्टी तर पोषणासाठी खोबऱ्याचं तेल वापरणं अत्यंत उत्तम.

आयुर्वेदाच्या मते लाल जास्वंदाचं फूल हे केसांसाठी एक उत्तम खाद्य आहे. मोकळे सोडलेल्या सुंदर केसांच्या आदिशक्तीची पूजा फक्त या जास्वंदाच्या फुलांनीच केली जाते. कदाचित जास्वंदाची फुलं केसांच्या वाढीसाठी चांगली

असल्याची ही खूण असावी. जास्वंदाच्या फुलांनी केसाच्या मुळांशी मालिश करावं किंवा सोयीसाठी ती फुलं तेलात घालून ते तेल डोक्याला लावावं. एक किलो शुद्ध खोबरेल तेलांत २० जास्वंदाची फुलं टाकून हे मिश्रण महिनाभर उन्हात ठेवा. त्यानंतर फुलं काढून टाका आणि मग तेल वापरा. केसात कोंडा न होण्यासाठी एक चमचा मेथ्याचे दाणे या तेलात घातल्यास त्याचा उपयोग होतो.

आंबट झालेलं दही आणि मेथ्याच्या दाण्याचं कूट, हे मिश्रण केसांतल्या कोंड्याच्या समस्येवरचा एक उत्तम उपाय आहे.

प्राण्यांच्या विशेषत: म्हशीच्या शिंगापासून बनवलेल्या कंगव्यानं केस विंचरल्यास केसांची मुळं मजबूत होतात. केस विंचरताना वज्रासनात बसून शीथ मंत्राचा जप केल्यास त्याचा केसांवर चांगला परिणाम होतो. ही गोष्ट जेवणानंतर दहा मिनिटांनी करायला हवी.

आवळा आणि आंब्याच्या कोयीची पावडर एकत्र करून वापरल्यास केस काळे होतात. यासाठी कैरीची कोय वापरा कारण ती अद्याप खूप कठीण झालेली नसते. कोयी उन्हात वाळवून वर्षभर ठेवा. यामुळे केस पूर्णत: काळे होत नाहीत आणि केस धुताना काळा रंगही निघतोच पण रासायनिक केशकलपापेक्षा हा उपाय अधिक चांगला आहे.

खालील आसनांमुळे केसांना भरपूर रक्तपुरवठा होतो आणि केसांच्या मुळांचं आरोग्य सुधारतं.

प्रणामासन

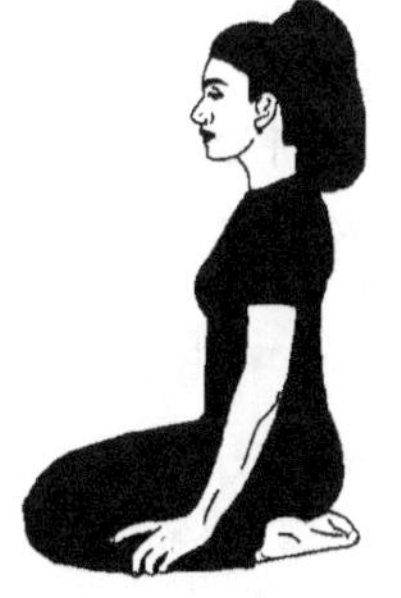

कृती :

- वज्रासनात बसा.
- हातांनी पोटऱ्या धरा.
- एक दीर्घ श्वास घ्या.
- श्वास सोडत पुढे वाका आणि डोकं जमिनीवर
  टेकवा.

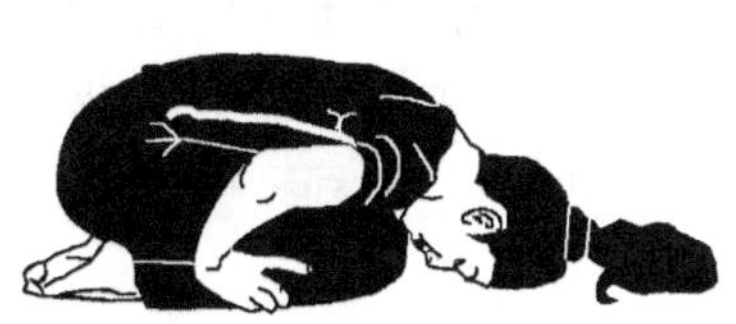

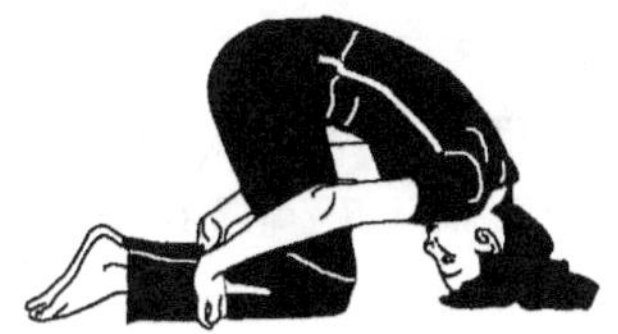

- श्वास आतच रोखून नितंब वर उचला, वजन कपाळाच्या वरच्या बाजूवर येऊ द्या.
- याच स्थितीत काही वेळ थांबा.
- आता नितंब पुन्हा खाली करा.
- श्वास घेत डोकं जमिनीवरून उचला आणि पुन्हा वज्रासनात या.
- हीच संपूर्ण कृती पाच वेळा करा.

तोंडाची काळजी

आरोग्याच्या दृष्टीनं दात लिंबाच्या झाडाच्या काडीनं घासणं उत्तम. त्यामुळे तोंडातले जंतू मरतात आणि दातांची झीज होणं तसंच हिरड्यांचे विकार टळतात. यासाठी लिंबाची काडी चावून एका बाजूनं टूथब्रशसारखी केली जाते.

या चावण्याच्या क्रियेमुळे हिरड्या मजबूत होतात. लिंबाच्या काडीला पेरूच्या झाडाची काडी हा एक उत्तम पर्याय आहे. पेरूची काडी मधात बुडवून ती टूथब्रशसारखी वापरली जाते. मध हे द्रव्य जंतुनाशक आहे आणि नैसर्गिक शुभ्रकही आहे.

जेवणानंतर तोंडात थोडे मिठाचे खडे टाकल्यास दातात अडकलेले अन्नकण निघून जातात आणि जंतूंचा नाशही होतो. ''आँते तिक्का, दाँते नोन, पेट भरो को है तीन कोन'', अशी एक म्हण आहे. याचा अर्थ, आतड्यांमध्ये कडू पदार्थ टाकावेत, दातांमध्ये मीठ टाकावं आणि पोट फक्त तीन चतुर्थांश भरावं.

आयुर्वेदात तोंडाच्या आरोग्यासाठी तेलाच्या गुळण्या सांगितलेल्या आहेत. या गुळण्या तोंडाच्या पुढच्या भागातच केल्या जातात, तेल घशात जाऊ दिलं जात नाही. त्या रोज सकाळी आणि तिळाच्या तेलानं कराव्यात. या गुळण्यांमुळे जबडा पक्का राहतो आणि चेहऱ्यावर सुरकुत्याही पडत नाहीत.

ओठांची निगा

मोहरीच्या तेलाचा एक थेंब नाभीमध्ये टाकल्यास ओठांना भेगा पडत नाहीत.

उपवास

आपल्या शरीरातल्या पिट्युटरी नावाच्या ग्रंथी शरीरपेशींची झालेली हानी भरून काढण्यासाठी आणि त्यांच्या वाढीसाठी अत्यंत आवश्यक असलेलं एक संप्रेरक स्रवत असतात. ह्या संप्रेरकाचा स्राव उपवास आणि योगासनांसारख्या श्रमविहीन व्यायामाच्या काळात अधिक चांगला असतो, असं आढळून आलेलं आहे. म्हणून आठवड्यातून एकदा उपवास अवश्य करा, पण तो २४ तासांपेक्षा अधिक काळ नसावा.

स्वसंवाद

आपल्या इच्छा-आकांक्षा समजून त्याप्रमाणे वागण्याएवढी बुद्धिमत्ता आपल्या शरीरातील पेशींमध्ये असते. आपल्याला पापणी लवावीशी वाटते तेव्हा पापण्यांमधील पेशी बंद होऊन पुन्हा उघडतात. आपल्याला चालायचे असताना आपल्या पायांमधील पेशी आपल्याला पुढे घेऊन जातात. सामान्यत: आपल्या इच्छेचा संदेश आधी आपल्या मेंदूला पोहोचतो आणि तिथून तो शरीराच्या संबंधित भागाकडे पाठवला जातो, पण आपण आपल्या शरीरपेशींना थेट आज्ञा देऊनसुद्धा हवं ते काम करायला लावू शकतो. याचा प्रयोग मी माझ्या अनेक विद्यार्थ्यांवर करून पाहिलेला आहे आणि याचे खूप सुंदर परिणाम दिसून आलेले आहेत. (ही गोष्ट ध्यानधारणा किंवा योगनिद्रेनंतर लगेचच करायला हवी.)

कृती :

- तुम्हाला तुमच्या शरीराच्या ज्या भागाशी संवाद साधायचा आहे, तो दृष्टीसमोर आणा.
- त्या भागाला नाक, डोळे आणि ओठ असलेला एक चेहरा आहे, अशी कल्पना करा.
- आता त्या भागाशी, एखाद्या व्यक्तीशी बोलल्याप्रमाणे बोलायला लागा.
- 'होय मालक, तुमची इच्छा ही माझ्यासाठी आज्ञाच आहे!' असं तो भाग तुम्हाला म्हणतो आहे, अशी कल्पना करा.
- तुम्ही केलेली आज्ञा तो भाग तंतोतंत पाळतो आहे असं चित्र मनाशी रंगवा.
- त्या भागाकडे प्रेमानं हसून बघा.
- तोही तुम्हाला स्मितहास्य करून प्रतिसाद देतो आहे, अशी कल्पना करा.
- त्याला आज्ञा पाळल्याबद्दल कौतुकाची शाबासकी द्या. तुम्ही प्रत्यक्षच त्या भागावर थाप मारू शकता.
- प्रसन्न आणि छान वाटून घ्या आणि डोळे उघडा.

मार्गदर्शनपर सूचना

योगशास्त्रातील सगळीच तंत्रं उत्तम आहेत, पण ती सर्व रोजच्या रोज करणं शक्य नसतं. या दृष्टीनं अत्यंत व्यवहार्य पद्धतीनं प्रगती करण्यासाठी खालील सूचना वाचा.

१. तुमचा रक्तदाब सामान्य पातळीवर आणा.

   (या पुस्तकात सांगितलेली बहुतांश आसनं हृदयविकार, हार्निया, तीव्र पाठ किंवा कंबरदुखी असणाऱ्या लोकांसाठी नाहीत. याशिवाय इतर कुठला

आजार असेल, तर ही आसनं करण्यापूर्वी डॉक्टरांचा सल्ला घ्या.)

२. पाठीच्या मणक्याचे सौम्य स्वरूपाचे विकार असल्यास आधी ते बरे करून घ्या. शशांकासन वगळता, पुढे वाकण्याचा समावेश असलेल्या इतर सर्व आसनांमुळे पाठ आणि कंबरदुखी बळावू शकते. (अधिक माहितीसाठी सदर लेखिकेचं 'पाठदुखीला दूर पळवण्यासाठी योगसाधना' हे पुस्तक पहा.)

३. तुमच्या सर्व समस्या आणि त्यासाठी सुचवलेले योगप्रकार लिहून काढा.

४. तुम्ही योगसाधनेत नवशिके असाल, तर 'व्यस्त आणि कार्यमग्न लोकांसाठी योगसाधना' या पुस्तकात दिलेला एक आठवड्याचा शिक्षणक्रम आधी पूर्ण करा. त्यामुळे तुमचं शरीर योगासनं करण्याच्या दृष्टीनं तयार होईल.

५. योग्य आसनं आणि आहारयोजनेद्वारे जास्तीचं वजन कमी करा.

६. गुरुशंखप्रक्षालन क्रिया पहिल्यांदा करताना शक्यतो तज्ज्ञांच्या मार्गदर्शना-खालीच करा. या क्रियेनंतर योगसाधनेची परिणामकारकता अनेक पटींनी वाढते.

७. तुमच्या योगकार्यक्रमाचे तीन विभाग करा.

● वजन कमी करणं.

● शरीर बळकट करणं आणि सर्वसाधारण आरोग्य मिळवणं आणि

● वृद्धत्वाला अटकाव करणं.

प्रत्येक भाग आठवड्यातून दोन वेळा करा. जसं सोमवार आणि गुरूवार एक भाग, मंगळवार आणि शुक्रवार दुसरा भाग, तर बुधवार आणि शनिवार तिसरा भाग.

महत्त्वाची गोष्ट :

योगसाधना एक वर्षभर केल्यानंतरच बंद करण्याचा प्रयत्न करा.

८. साप्ताहिक सुटी शरीरस्वच्छता, मालिश आणि हळदीच्या लेपासाठी राखून ठेवा.

९. प्रत्येकानं दररोज, ठरावीक वेळी ध्यानधारणा करायलाच हवी. त्यामुळे तुम्ही सामान्यत: मोकळे असता, अशीच वेळ त्यासाठी निवडा.

१०. ताण-तणावांना शरीरात साठू देऊ नका. जेव्हा केव्हा जाणवेल तेव्हा योगनिद्रा किंवा ॐकाराच्या जपाचा प्रयोग करा.

११. रोज रात्री दिवसभरातल्या तुमच्या कृतीचा आढावा घ्या आणि केलेल्या चुका सुधारण्याचा मनाशी निश्चय करा.

१२. संधी मिळेल तेव्हा, पण वर्षातून फक्त एकदाच गुरुशंखप्रक्षालन नक्की करा.

१३. शेवटची पण महत्त्वाची गोष्ट, तुम्ही जे काही कराल, ते काळजीपूर्वक करा. उत्तम आरोग्य मिळवण्यासाठी आणि ते टिकवण्यासाठी योगसाधना करायची आणि एरवी त्याविरुद्ध जीवन जगून मिळवलेलं सगळं घालवायचं यात काहीही अर्थ नाही, म्हणून तुम्हाला आवडेल ते सगळं करा. हवं ते खा, प्या, फिरा, मेजवान्यांना उपस्थित रहा पण सगळं काही मर्यादित करा. त्याचा तुम्हाला भविष्यात निश्चित फायदाच होईल.

◆

आसनांचा अनुक्रम